LA BOURBOULE

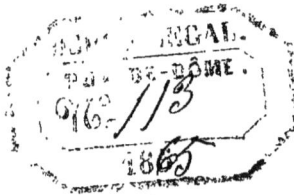

LA BOURBOULE

SA STATION THERMALE

SES EAUX MINÉRALES

ET

SON ÉTABLISSEMENT

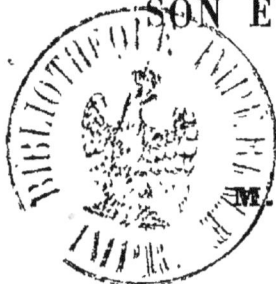

PAR

M. PEIRONNEL

MÉDECIN INSPECTEUR

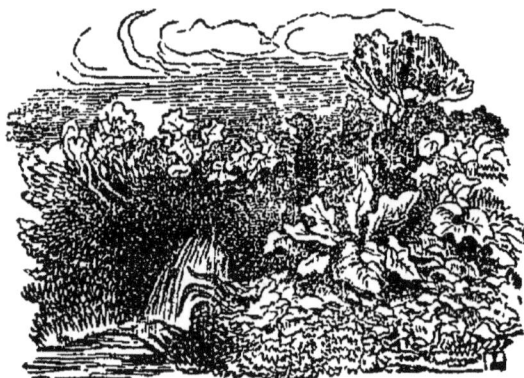

· CLERMONT-FERRAND

IMPRIMERIE MONT-LOUIS, LIBRAIRE

—

1865

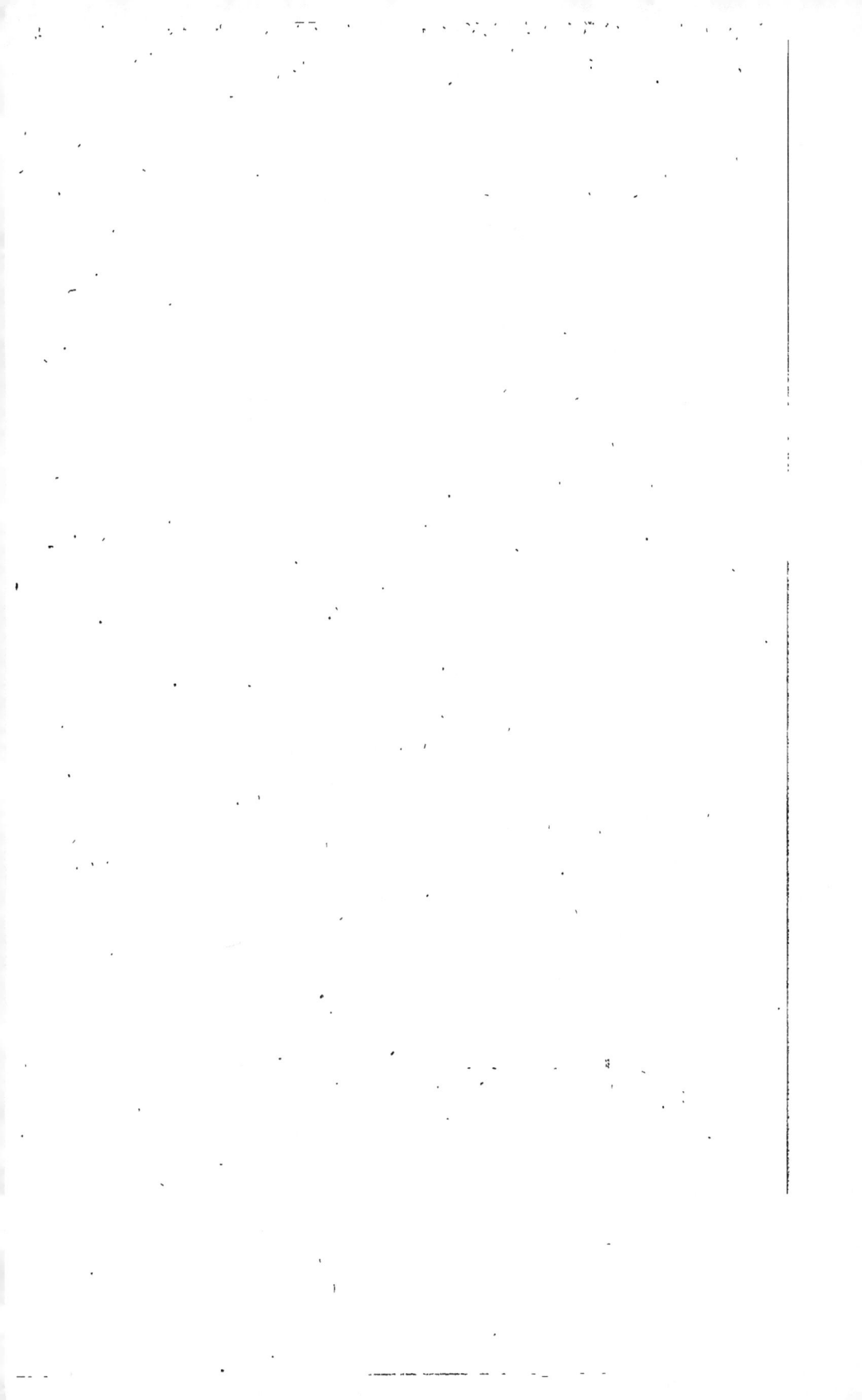

LA BOURBOULE

SA STATION THERMALE

SES EAUX MINÉRALES & SON ÉTABLISSEMENT

I

INTRODUCTION

Il y a des hommes à esprit sceptique, et plus particulièrement des médecins, qui ne croient pas à l'action exceptionnellement salutaire des Eaux minérales. Il y en a d'autres qui les confondent, avec intention, toutes entre elles, et qui prétendent qu'on peut les appliquer tout aussi bien les unes que les autres dans chaque maladie. Il y a encore des esprits novateurs et aventureux qui pensent que toutes les eaux minérales sont inoffensives, et qu'il y a peu ou point d'inconvénients pour chaque malade à ce qu'il se crée et qu'il pratique un traitement thermal en dehors de toute direction médicale.

Mais, à côté de ces gens-là, on trouve l'immense majorité des savants et des praticiens, en médecine; on trouve le grand public des malades et des indisposés qui a foi dans les eaux minérales, et qui en vulgarise chaque jour l'usage de la façon la plus éclatante.

Entraînée par la raison et l'agrément, la mode est aux eaux minérales. Quand vient la belle saison, quiconque a une maladie persistante et réfractaire à la médecine ordinaire; quiconque est convalescent, d'un état maladif; quiconque a passé par les abus des plaisirs ou du travail, et lutte désormais avec un dépérissement qui ne s'arrête plus, s'il songe à recouvrer la santé et les forces qu'il a perdues, s'enquiert avec le plus grand soin de la source bienfaisante qui fera le mieux disparaître et ses malaises et ses maux.

Il en résulte que les eaux minérales sont de plus en plus fréquentées, et que les notions spéciales qui les concernent entrent chaque jour davantage dans le formulaire thérapeutique des médecins et des malades.

C'est pour satisfaire à ce besoin, qu'après dix années de pratique médicale à la Bourboule, je me décide à faire paraître cette notice, que les uns et les autres m'ont si souvent réclamée.

Dans notre siècle, où l'on a usé et abusé de la
publicité pour toutes choses; de notre époque, où
l'on a vu des myriades de brochures courir le monde
pour dire rarement la vérité, et pour donner le
plus souvent un sauf-conduit à la spéculation et au
mensonge, il ne m'allait que médiocrement de faire
aussi paraître mon petit livre; mais la station de la
Bourboule a grandi et fait ses cures régulières; son
nom, sa renommée sont redits chaque année par
les malades auxquels ses eaux rendent des services
éclatants; à chaque instant, je reçois des demandes
de renseignements, auxquelles je réponds quelquefois par lettre, mais qui restent bien souvent sans
réponse.

Je me décide donc à parler pour dissiper l'obscu-
rité qui règne autour de la question de la Bourboule.
J'ai la conviction que je rends un véritable service à
un grand nombre d'intéressés.

II

TOPOGRAPHIE.

La Bourboule est située au milieu de la chaîne
des montagnes du Mont-d'Or, dans la commune de
Murat-le-Quaire, département du Puy-de-Dôme.

Elle est placée à l'extrémité ouest de la jolie
vallée à laquelle elle donne son nom. Elle est dis-
tante de Clermont de 50 kilomètres, par la route
impériale de Clermont au Mont-d'Or. Elle est
éloignée du Mont-d'Or de 7 kilomètres 500 mètres,
avec une belle route spéciale. Elle est à 4 kilomètres
du gracieux village de Saint-Sauves, qu'on trouve
en parcourant la ravissante vallée de son nom.

Le village de la Bourboule est à 846 mètres au-dessus du niveau de la mer. Il a 200 mètres de moins d'al-
titude que la petite cité tout originale du Mont-d'Or.

La vallée dans laquelle il se trouve est traversée
dans toute sa longueur par la Dordogne, qui n'est
là qu'à 9 ou 10 kilomètres environ de sa source.
Ouverte seulement à l'est, cette vallée est complètement fermée au nord, à l'ouest et au sud par une
disposition circulaire de montagnes très-élevées.
Elle jouit d'une température beaucoup plus douce
que celle qu'on s'attend à trouver en général dans
les montagnes. Les sommets des coteaux qui l'avoi-
sinent et la cernent sont presque généralement garnis
de forêts de sapins ou de hêtres. Leurs pentes sont
couvertes de rares champs de blé, et offrent à la vue
de vastes et beaux pâturages. On y trouve des sites
variés, gracieux et coquets. Les promenades y sont
nombreuses et agréables.

III

GÉOLOGIE.

Le sol sur lequel repose le village de la Bourboule
est un sol granitique, que des tufs épais recouvrent
dans une assez vaste étendue. Le basalte et la lave,
qui jouent un si grand rôle dans l'histoire géolo-
gique du Mont-d'Or, se sont arrêtés, dans leur
course, à une certaine distance de notre vallée, de
manière à couronner, au midi de celle-là, les crêtes
de Bozat, les cîmes du rocher de l'Aigle et celles de
la Charbonnière, jusqu'à la montagne de Char-
lane.

Le village, situé à la base d'un immense rocher
granitique, est assis sur une couche épaisse de conglomérats et de tufs trachytiques, qui forment sur
ce point un revêtement considérable au granit.

C'est à travers ces tufs que jaillissent les griffons
des sources les plus utiles et les plus importantes de
la Bourboule, *le Grand-Bain, la Source Nouvelle, le
Bagnassou, la Source du Coin, la Source des Fièvres,*
et même *la Source du Communal.*

Une seule est fournie directement par le granit, à
une certaine hauteur dans la côte : c'est la source
de *la Rotonde.*

Tout doit faire penser que les eaux, à une certaine profondeur du sol, sortent par un mouvement de bas en haut de l'un des points d'intersection du granit et des trachytes ou des conglomérats trachytiques qui se rencontrent autour du village.

La température élevée des sources de la Bourboule trouve son explication dans leur course à travers les couches profondes du sol. Elle n'est pas identique pour toutes, et elle se modifie, comme leur constitution, suivant le trajet que parcourent les sources et les facilités ou les difficultés qu'elles rencontrent pour s'épancher au dehors.

On peut admettre, d'autre part, que ces sources dans lesquelles le chlorure de sodium est l'élément minéralisateur le plus abondant, doivent se minéraliser en traversant, dans leur course, des couches de chlorure de sodium que l'on rencontre dans presque toutes les formations géologiques, et auxquelles M. Dufrénoy a donné le nom de *gîtes indépendants*.

IV.

HISTORIQUE.

Les bains de la Bourboule, si voisins de ceux du Mont-d'Or et de l'ancienne voie romaine qui y conduisait, furent probablement, eux aussi, connus des vainqueurs des Gaules. Une ancienne fosse de date romaine fut découverte lors de la construction de l'établissement actuel (en 1820), et atteste que ces conquérants organisateurs avaient fixé leur attention sur ces thermes.

Après de longs siècles, on retrouve des traces écrites de l'existence d'un établissement dans un titre de 1460, qui indique qu'un hospice était établi près des thermes de la Bourboule, et que cet hospice payait des droits au seigneur de Murat-le-Quaire.

Depuis cette époque, on trouve de loin en loin des actes, des relations qui témoignent de la fréquentation de la Bourboule par un certain nombre de malades.

Cette station a donc eu, dans des temps reculés, quelque notoriété; mais le manque de recherche des eaux, l'insouciance ou l'inhabileté qui ont presque toujours présidé à l'aménagement des sources apparentes, l'absence complète de chemins praticables, l'ignorance et la pauvreté des habitants du village, l'indifférence de l'administration départementale, qui depuis le commencement du siècle a appliqué toutes ses vues et toutes ses forces à la création du Mont-d'Or, comme établissement départemental, expliquent suffisamment comment les eaux de la

Bourboule, eaux thermales de premier ordre, ont eu constamment à lutter avec l'abandon et l'oubli.

Leur clientèle, toute de voisinage, pauvre, ignorante et incapable de donner aucune publicité aux services rendus, ne fut que trop longtemps une bien mince ressource pour les soutenir.

Enfin, des temps meilleurs arrivent; chaque jour les eaux sont plus connues; une belle et bonne route traverse le village; les constructions nouvelles sont mieux entendues; tous les intéressés combinent mieux leurs efforts; la clientèle est incessamment croissante; on peut présager, en toute confiance, le rang plus important que va prendre cette station thermale.

V

SOURCES.

Les sources minérales connues jusqu'ici à la Bourboule sont au nombre de sept. Elles sont désignées sous les noms de *Source du Grand-Bain, Source du Bagnassou, Source du Coin, Source Nouvelle, Source des Fièvres, Source de la Rotonde, Source du Communal.*

Quoique la plupart des sources que nous venons d'énumérer aient été depuis longtemps à la portée des malades et décrites par les auteurs, il faut remarquer que la Bourboule fut toujours traitée avec un tel sans-gêne et une telle incurie, qu'on est loin, jusqu'à nouvel ordre, d'avoir en sa possession les richesses en eaux minérales que la nature semble avoir prodiguées à la vallée. Il est impossible de se rendre compte dès aujourd'hui de ce qu'on obtiendrait par des recherches intelligentes et des dépenses convenablement dirigées.

Aucune source de la Bourboule n'a été, à aucune époque connue, ni utilement fouillée ni convenablement aménagée.

Celles qui ont fourni jusqu'ici, tant bien que mal, à l'usage médical, se sont présentées naturellement à la surface du sol. Devenues ainsi apparentes pour les propriétaires des terrains sur lesquels elles coulaient, elles ont été l'objet de travaux de captage et de conduite par trop élémentaires et trop simples. La plus grande partie des eaux se perdait par le fait même de leurs aménagements.

Une source pourtant, celle dite *Source Nouvelle,* a fait exception à cette règle, et a obtenu un moment quelques égards inusités à la Bourboule.

En 1857, les propriétaires de la source principale (dite *Source du Grand-Bain)* entreprirent de la dégager de ses obstacles et de l'enrichir, en la suivant par un canal à ciel-ouvert, à travers le tuf ponceux, dans la direction de la course qu'elle paraissait affecter. Ce canal n'eut pas une portée de plus de 8 à 9 mètres de longueur.

Cette entreprise eut bien quelques bons résultats. On découvrit successivement de nouveaux et nombreux petits griffons qui, comme découverte, devaient satisfaire, mais qui avaient l'inconvénient de ne paraître que pour réagir sur le débit de la source du *Grand-Bain* et la diminuer. Néanmoins, on gagnait plus qu'on ne perdait, et, en définitive, le volume des eaux resta un peu augmenté.

Les travaux avaient été purement horizontaux, sans aucune recherche plongeante, et le plateau sur lequel sourdaient tous les petits griffons découverts, était à peu près au niveau seulement du sol de la rue voisine.

Les griffons, quoique tous très-voisins, étaient à des températures diverses, variant entre 40 et 52 degrés centigrades.

Les propriétaires s'arrêtèrent là dans leurs travaux, qui avaient plutôt le caractère d'un essai que d'une réussite, et réalisèrent une amélioration en enveloppant et en enfermant les nouveaux griffons, ainsi que ce qui restait de la source du *Grand-Bain,* dans un petit réservoir en maçonnerie, dont le plancher était fourni par le tuf lui-même, et dont je donnerai les dimensions à l'article *Source Nouvelle*.

Alors on eut pour la première fois à la Bourboule quelques eaux chaudes en réserve, l'ancien mode n'ayant jamais procuré que des eaux en coulage direct. On mit le réservoir en communication avec l'établissement des Bains ; et c'est là que depuis l'on trouve les eaux chaudes qu'on emploie en bains et en douches.

Plus tard, en 1859, les propriétaires de l'établissement firent une autre opération bonne en soi, mais qui n'était encore qu'une ébauche.

L'eau froide avait manqué jusqu'alors d'une façon absolue pour la préparation des bains. On était dans l'usage de réunir chaque jour 7 ou 8 hectolitres d'eau minérale de la source du *Grand-Bain* dans une cuve en bois placée à l'entrée extérieure de l'établissement. Cette eau, très-chaude quand on la recueillait, se refroidissait là, pourvu qu'on lui en donnât le temps. On ne trouvait à cette époque aucun autre moyen de se procurer des eaux minérales propres à refroidir les bains. Force était donc de faire pour assez de cette petite quantité d'eau froide, dans les vingt-quatre heures.

On songea enfin à utiliser à cet usage-là les deux

sources tempérées des Fièvres et de la Rotonde. A cet effet, l'on conduisit à l'établissement, à travers un parcours d'environ 300 mètres, ces deux sources employées avant uniquement à la Buvette, et réunies depuis longtemps pour cela dans un petit bâtiment couvert en chaume qu'on aperçoit dans la côte, lorsqu'on arrive au village par la route du Mont-d'Or.

Les travaux de cette conduite se sentirent de l'inexpérience et de la précipitation qui ont souvent traversé les améliorations modernes entreprises à la Bourboule. Des tuyaux mal appliqués, mal lutés, reçurent une partie des eaux, et laissèrent et laissent encore l'autre partie se perdre.

Arrivée à l'établissement, l'eau de la source des Fièvres et celle de la Rotonde se déversent dans un réservoir couvert, où on les trouve pendant la saison comme ressource unique pour la réfrigération des bains. Leur température moyenne est de 16 à 17 degrés lorsqu'elles ont séjourné dans le réservoir.

En ajoutant à la source du *Grand-Bain*, à la *Source Nouvelle*, à celle de la Rotonde et à celle des Fièvres, dont l'emploi vient d'être expliqué, la source du *Bagnassou* et celle du *Coin*, qui fournissent l'une et l'autre une petite quantité d'eau au coulage direct, on a la réunion de toutes les sources

minérales qui ont servi jusqu'ici à la pratique médicale de la Bourboule.

Nous venons d'indiquer que les eaux minérales
appliquées aux usages médicinaux sont trop peu
abondantes à la Bourboule, et ce serait le cas de
gémir sur la proportion insuffisante d'une eau minérale appelée à rendre des services considérables ;
mais on doit se rassurer en réfléchissant que, si les
eaux ont manqué jusque-là et manquent encore dans
cette station, cela tient tout simplement à ce que les
sources utilisées déjà n'ont été dans aucun temps
l'objet d'une attention sérieuse au point de vue des
recherches, du captage et de l'aménagement, et
qu'en outre plusieurs sources minérales soupçon-
nées, et même plusieurs autres notoirement connues,
n'ont reçu jusqu'à ce jour aucune destination.

L'inspection des lieux, les nombreuses petites
sources thermales que l'on rencontre presque partout dans la côte, dès qu'on vient à donner quelques
coups de pioche, autorisent à penser qu'avec des
recherches bien guidées et poussées aussi loin qu'il
le faudra, avec des aménagements et des installations
intelligentes et appropriées, on arrivera à avoir à
la Bourboule un volume d'eau minérale très-
abondant.

Un des hommes les plus autorisés en cette matière,

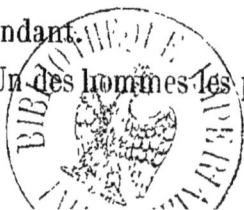

2

M. Jules François, ingénieur des mines, spécialement attaché aux eaux minérales, a dit depuis longtemps, après avoir visité les lieux, qu'avec des travaux convenables on augmenterait considérablement
le volume des eaux.

Aussi, les chances de développement de la Bourboule paraissent-elles à l'avenir entrer dans le do-
maine de la confiance publique. Espérons que les
améliorations bien vivement attendues se réali-
seront.

Je vais parler maintenant de chaque source en
particulier.

1° *Source du Grand-Bain.* — La source du Grand-
Bain, la plus anciennement connue de toutes les
sources, était aussi autrefois la plus importante d'entre elles. C'est elle qui jusqu'en 1857 fournissait la
presque totalité des eaux à l'usage des bains et des
douches. Elle était assez souvent administrée en
boisson. Elle avait son point d'émergence à l'angle
nord-est de l'établissement, dans une toute petite
tour qui avait été bâtie pour la protéger. De là elle
pénétrait dans l'établissement, où elle se répandait
en coulage direct dans chacune des huit baignoires
qui le garnissent.

A cette époque, cette source débitait dix litres à
la minute, et sa température était de 51 degrés cen-

tigrades. Déjà elle avait subi une réduction notable
dans son débit, et une également, quoique moins
importante, dans sa température. En effet, les anciens
observateurs de la Bourboule indiquaient pour cette
source vingt litres et 52 degrés centigrades. Elle
éprouva de nouveau un échec marqué par les travaux de 1857. En effet, comme nous l'avons dit plus
haut, les essais que l'on fit alors pour enrichir cette
source amenèrent dans son voisinage la découverte
d'un certain nombre de griffons nouveaux que nous
appelons aujourd'hui la *Source Nouvelle*. Mais par
une loi de connexité qui est très-commune dans les
eaux minérales, plus on favorisait le développement
des griffons nouveaux, plus on travaillait à la diminution de la source du *Grand-Bain*.

Désormais cette source a peu d'importance. Elle
se confond avec la *Source Nouvelle* dans le réservoir
des eaux chaudes.

2º *Source Nouvelle*. — La source Nouvelle est,
pour ainsi dire, la source du Grand-Bain trans-
formée, puisque le griffon primitif de celle-ci n'a
conservé qu'une minime proportion de son ancien
débit, dès le moment où l'on a découvert les griffons
de récente date. Elle se compose d'au moins sept
griffons, variables entre eux quant au volume et à
la température. Ils sont tous enfermés, comme nous

l'avons dit plus haut, dans un réservoir en maçonnerie bâti sur place. Ce réservoir, posé à côté et en
arrière de l'établissement, dans la direction du nord-
est, n'en est pas éloigné de plus de deux à trois
mètres. Il a, comme dimensions, 5 mètres de longueur, 4 mètres 20 centimètres de largeur, 1 mètre
80 centimètres de hauteur.

C'est là que s'accumulent constamment les eaux
de la source Nouvelle et le petit produit de la source
du Grand-Bain. Ce réservoir est chargé de pourvoir
à la fourniture de toutes les eaux chaudes pour les
douches et les bains. La source Nouvelle fournit
aussi les eaux en boisson à un assez grand nombre
de malades.

Le débit de la source Nouvelle est actuellement de
14 litres à la minute, en mesurant au canal de
décharge du réservoir. Sa température, qui est la
résultante de celle de tous les griffons réunis dans
le réservoir, est de 47 degrés centigrades.

5° *Bagnassou.* — Le Bagnassou, qui signifie petit
bain, est une des sources les plus anciennement
connues à la Bourboule. Il se trouve sur la place,
devant l'établissement, un peu au sud-ouest de la
façade de celui-ci. Il sourd dans un puits carré en
maçonnerie, de 1 mètre 70 centimètres de profondeur sur 80 centimètres de côtés. Il est probable

qu'autrefois ce puits était abrité par quelque bara-
que, et qu'on y baignait les malades ou isolément
ou par deux à la fois.

Depuis longtemps on n'en use plus ainsi, et
aujourd'hui le puits est couvert au niveau du pavé
de la place d'une lourde dalle, qu'on lute exacte-
ment pour forcer les eaux du Bagnassou, qui est en
contre-bas de près d'un mètre sur l'établissement,
à remonter jusqu'à la baignoire n° 1, où on les conduit par un canal placé sous le sol.

Les eaux du Bagnassou, ainsi conduites, alimen-
tent en coulage permanent la baignoire n° 1.

Le débit du Bagnassou, à son arrivée dans l'établissement, est de 5 litres 50 centilitres à la minute.
Sa température est de 37 degrés 5 dixièmes.

4° *Source du Coin.* — Cette source est ainsi appelée du lieu sur lequel elle émerge. Elle sort par un
trou circulaire du pavé même de la baignoire n° 3,
qui occupe l'angle nord-ouest de l'établissement.
Telle elle fut trouvée, telle elle a été toujours utilisée, sans recevoir jamais aucun soin spécial.

Son débit, peu abondant, est seulement de 2 litres
4 dixièmes à la minute. Sa température est de 59
degrés centigrades.

Ainsi que la source du Bagnassou, la source du
Coin coule constamment dans la baignoire où elle

se trouve. Comme elle, elle est utilisée à l'usage exclusif des bains.

5° *Source des Fièvres*. — Cette source, ainsi nommée à raison de la propriété qu'on lui prêtait jadis de guérir les fièvres périodiques, se trouve dans la côte qui domine au nord le village, à un assez grand éloignement de l'établissement. Elle est à 70 ou 80 mètres au-dessus de la maison Grand-Pré, qui est la première du hameau, en venant du côté du Mont-d'Or. Enfermée primitivement dans un espace en maçonnerie ainsi que la source de la Rotonde, sa voisine, elle servait comme elle exclusivement à l'usage de la boisson. Mais depuis 1859 elle a subi une autre destination.

A cette époque, comme nous l'avons dit plus haut, on la conduisit, au moyen d'une conduite placée sous le sol, jusqu'à l'établissement, où on la recueille dans un réservoir en maçonnerie commun à elle et à la source de la Rotonde.

Un robinet extérieur, placé sur la conduite de chacune des deux sources avant leur chute dans le réservoir, met à la portée des buveurs les eaux des Fièvres et celles de la Rotonde.

La masse des deux sources, réunie dans le réservoir, fournit les eaux tempérées des bains.

La source des Fièvres est soumise à des phénomèmes d'intermittence qu'on ne rencontre dans aucune autre source à la Bourboule. Son eau coule pendant 75 ou 76 secondes et s'arrête pendant les 7 ou 8 suivantes. Le jet acquiert son *summum* d'intensité au bout de 37 à 40 secondes.

Son débit est de 4 litres 50 centilitres à la minute.

Sa température, à son arrivée au réservoir, est de 25 degrés centigrades.

6° *Rotonde.* — Née comme la source des Fièvres dans une enceinte circulaire assez vaste qui domine le village au nord, et qui occupe un point assez élevé dans la côte, la source de la Rotonde, dont l'émergence se fait dans le granit même, est assez près voisine de la source des Fièvres. Tempérée comme cette dernière, ayant servi longtemps comme elle à l'usage spécial de la buvette, elle a été en même temps qu'elle conduite à l'établissement, où elles servent ensemble aux mêmes usages.

Son débit est de 10 litres à la minute.

Sa température, à son arrivée au réservoir, est de 28 degrés centigrades.

Ainsi se trouve terminée la nomenclature des sources utilisées à la Bourboule. J'ajoute une remarque qui s'applique à chacune d'elles en particulier. Toutes éprouvent chaque année des écarts manifestes dans leur débit et dans leur température. Je n'aî pas vu une seule campagne se passer sans que j'aie eu des constatations de ce genre à faire. Je n'hésite pas à attribuer ces variations à l'imperfection des captages et des aménagements.

Après nous être entretenus du groupe des sources minérales de la Bourboule, qui ont été, tant bien que mal, mises en œuvre, il y. aûrait, certes, à parler beaucoup • de celles que l'on soupçonne et de celles que l'on voit, qui n'ont encore jusqu'ici été aucunement utilisées pour la pratique médicale. Les suintements thermaux que l'on rencontre sur tant de points dans le village cachent certainement des richesses enfouies qui ne demanderaient qu'à se montrer. Je ne veux qu'effleurer ce chapitre, auquel l'avenir réserve un plus grand développement. Un jour viendra, il faut l'espérer, où l'industrie et la spéculation fixeront sur la Bourboule leur attention et leurs moyens d'action. En ce temps-là, je n'en doute point, les sources seront nombreuses, les eaux minérales abondantes.

Pour le moment, un homme de bien, qui s'est dévoué au développement des eaux minérales de notre Auvergne, vient de traiter avec la commune de Murat-le-Quayre, pour la ferme à long terme des sources minérales apparentes ou non apparentes

que peuvent renfermer les communaux de la section
de la Bourboule et de Quaire.

Le champ est vaste, et je suppose l'affaire féconde ;
mais en attendant que le concessionnaire ait découvert de nouvelles sources, il en est une dans sa
concession qui a déjà une importance incontestable.
Elle est connue depuis fort longtemps sous le nom
de source du *Communal*.

Elle vaut bien la peine que j'en parle.

7° *Source du Communal.*— Cette source est à l'entrée principale du village, dans un coin spacieux du
communal, entre la route et le mur de clôture du
jardin Lacoste. Il n'y a pas plus de 18 mois qu'elle
sourdait encore à la superficie du sol, au milieu d'une
mare d'eau en très-grande partie minérale, mais
souvent mêlée d'eau de pluie. Son débit pouvait être
évalué à 5 ou 6 litres à la minute. Sa température,
prise dans la mare, au-dessus des principaux griffons, était au moins de 29 degrés centigrades, lorsqu'il n'avait pas plu de quelques jours.

Cette source n'a jamais été utilisée en médecine.

Pendant l'hiver de 1864, le nouveau concessionnaire a fait commencer des fouilles dans le but de
découvrir cette source et de la débarrasser de ses
entraves. Ces travaux ont été exécutés à ciel ouvert,

en allant de l'est à l'ouest, comme l'indiquait la marche de la source.

La direction verticale des griffons entraîna les travaux dès le principe à une certaine profondeur, à travers une couche épaisse de tuf. On était à peine à 6 ou 7 mètres du point de départ, qu'on avait un fossé de 7 mètres de profondeur, au fond duquel on trouvait la source, avec une augmentation très-considérable dans le débit et une élévation également remarquable dans la température. Des témoins dignes de foi affirment qu'alors elle ne marquait pas moins de 35 degrés centigrades, et qu'elle fournissait de 25 à 30 litres à la minute. N'étant point sur les lieux en ce moment-là, je ne pus constater moi-même ni débit ni température; et depuis j'ai été dans l'impossibilité de le faire, car l'immense fosse est submergée jusqu'à nouvel ordre. Le concessionnaire, absorbé en ces temps-ci par la préoccupation de plus grandes affaires, a ajourné à une date prochaine la reprise de ses intéressants travaux.

VI.

PROPRIÉTÉS PHYSIQUES ET CHIMIQUES.

Les eaux des différentes sources de la Bourboule offrent une ressemblance très-grande dans leurs propriétés physiques.

De même, sauf quelques variantes dans la proportion de leurs éléments, leur constitution chimique est absolument identique pour toutes.

Les eaux de la Bourboule ont toutes une pesanteur spécifique qui varie entre 1,005 pour la source des Fièvres, et 1,008 pour la source Nouvelle. Prises à leurs sources, elles varient, comme température, entre 31 et 52 degrés centigrades. Elles sont parfaitement limpides à chaud comme à froid, ce qui indique une fixité absolue dans les combinaisons de leurs éléments; leur transparence est telle, qu'on peut apercevoir au fond d'un bain l'épingle qu'on viendrait d'y jeter.

Réunies en masse, elles se recouvrent en peu de temps d'une pellicule irisée due à une matière grasse particulière, qu'on pourrait au besoin appeler la Bourbouline.

Elles sont onctueuses et agréables au toucher.

Leur odeur est légèrement fade, se rapprochant pourtant de l'odeur de varech.

Leur saveur est amplement salée dans toutes, avec quelques modifications proportionnées à la température et à la quantité d'acide carbonique que l'on trouve dans chacune.

L'eau du Grand-Bain et celle de la source Nouvelle, confondues dans leur réservoir, ainsi que l'eau du Bagnassou, sont franchement salines. Lorsqu'on les boit à la température élevée de leurs sources, elles rappellent un peu l'eau de veau.

L'eau de la Rotonde et celle des Fièvres sont plus styptiques; elles sont assez atramentaires.

Ces eaux déposent peu; cependant on trouve sur les surfaces avec lesquelles elles sont longtemps en contact une légère couche de sous-carbonate de fer.

Le premier document que l'on rencontre sur la composition chimique des eaux de la Bourboule remonte à l'année 1670, et est dû à Duclos.

Cet auteur indique deux sources à la Bourboule, le Bain et la Fontaine, qu'il considère comme semblables, tout en les disant minéralisées à des degrés différents. Il accuse dans l'eau du Bain un résidu de $1/170$, composé en partie de sel commun (chlorure de sodium) et de $1/20$ de principes insolubles. Il pense que l'eau de la Fontaine contient une plus grande quantité de principes solubles.

Chomel, qui vint longtemps après (en 1738), décrivit également deux sources à la Bourboule, l'une utilisée en bains, et l'autre plus particulièrement employée en boisson. Duclos avait trouvé $1/170$ de résidu salin dans l'eau du Bain, Chomel en trouva à son tour $1/205$; et d'après les réactions chimiques qu'il avait obtenues, il pensa que l'élément minéralisateur n'était pas le chlorure de sodium, mais bien le *sel nitreux alcali* (carbonate de soude).

Il manifeste dès ce temps-là le regret que ces eaux minérales soient négligées.

En 1825, l'illustre inspecteur de l'établissement du Mont-d'Or, Michel Bertrand, donnait lui-même son attention aux eaux de la Bourboule, et constatait que l'eau du Bain, soumise à l'évaporation, abandonnait six grammes environ de substance fixe, dont les deux tiers se composaient de chlorure de sodium.

Un peu plus tard, la chimie avait grandi; les analyses d'eaux minérales se multipliaient chaque jour. M. Lecoq, aujourd'hui éminent professeur à la Faculté des sciences de Clermont-Ferrand, alors jeune chimiste aussi distingué que plein de zèle, se livra au premier travail chimique complet concernant les eaux de la Bourboule. Il analysa la source du Bain et celle des Fièvres; il trouva dans chacune d'elles une assez grande quantité d'acide carbonique et environ sept grammes de principes fixes, dans lesquels figuraient, par ordre d'importance, le chlorure de sodium pour quatre grammes, le bicarbonate de soude pour deux, un peu de sulfate de soude, de carbonate de magnésie, de chaux, etc.

Il signala ces eaux comme des eaux remarquables.

En 1854, le baron Thénard, qui avait fait, l'année précédente, une cure au Mont-d'Or, revenait en Auvergne avec la pensée que l'arsenic nouvellement découvert dans les eaux minérales devait jouer un rôle plus ou moins important dans l'action énergique de celles de notre pays.

Il expérimenta dans ce sens les eaux du Mont-d'Or, celles de la Bourboule et celles de Saint-Nectaire. Il trouva l'arsenic en assez grande proportion dans les eaux de chacune des trois stations, mais il en rencontra surtout une quantité imprévue dans les eaux de la Bourboule. (Il avait opéré sur les eaux de la source du Grand-Bain.)

Au mois d'octobre de la même année, il fit de cette découverte l'objet d'une communication à l'Académie des sciences ; et, après avoir indiqué la proportion d'arsenic contenu dans les eaux du Mont-d'Or et de Saint-Nectaire, il annonça qu'il en avait trouvé dans les eaux de la Bourboule une quantité qui l'avait étonné. Il avait retiré d'un seul litre d'eau de la source du Grand-Bain 8 milligrammes 5 dixièmes d'arsenic métallique, représentant 13 milligrammes 2 centièmes d'acide arsénique, ou bien 20 milligrammes 9 centièmes d'arséniate de soude, c'est-à-dire quinze fois autant qu'en contenait celle du Mont-d'Or (source de la Magdeleine).

En 1856, M. Eugène Gonod, pharmacien chimiste à Clermont-Ferrand, opérant sur le résidu ferrugineux de la source des Fièvres, obtint de l'iodure d'amidon qui lui faisait pressentir une quantité notable d'iode dans ces eaux minérales.

Un grand nombre d'eaux minérales n'ont point eu des appréciations chimiques aussi importantes et aussi variées que toutes celles que nous venons d'énumérer, pour faire leur réputation ou pour la soutenir, et la Bourboule aurait bien pu se suffire avec les patronages que nous venons de citer; mais de même que les bonnes choses ne rencontrent que trop souvent des envieux, et les vérités les mieux établies des incrédules ou des contradicteurs, de même il se trouva des sceptiques qui dirent tout haut que Thénard, malgré sa science et son habileté, avait dû commettre des erreurs et exagérer énormément le volume d'arsenic renfermé dans les eaux minérales de la Bourboule. On ajoutait qu'il était impossible que le savant ne se fût pas trompé, car des eaux qui contiendraient de l'arsenic à aussi haute dose ne pourraient être que toxiques, et la pratique médicale à la Bourboule constatait que l'usage des eaux n'avait jamais été suivi d'empoisonnement.

Une circonstance des plus heureuses se présenta bientôt pour dissiper les doutes.

M. Jules Lefort, le savant et consciencieux chimiste de la Société d'hydrologie, venait d'être chargé par elle de lui faire l'analyse des sources du Mont-d'Or. Il devait aller sur les lieux. La Bourboule était tout près, je demandai qu'il fût en même temps chargé d'analyser nos eaux. Je fis observer que la déclaration de Thénard leur ayant donné un grand relief auprès des hydrologues, il était nécessaire que l'on fût fixé sur la composition de chacune de nos sources, et que nous eussions une analyse parfaitement complète et homogène au lieu des documents épars, variés, incomplets et sans unité, que nous avions en notre possession.

Ma demande fut accueillie, et j'obtins du bureau de la Société et de M. Lefort lui-même une promesse, qu'on me fit avec une bienveillance parfaite, et qui ne tarda pas à se réaliser.

En 1862, M. Lefort avait terminé ses recherches sur la Bourboule ; et, après les avoir communiquées à la Société d'hydrologie, il les livrait à la publicité.

Grâce à lui, désormais nous avons tous les documents authentiques et désirables sur les quatre sources minérales les plus· employées à la Bourboule.

Le tableau que nous allons lui emprunter prouve que ces eaux renferment en grande abondance de riches éléments de minéralisation.

TABLEAU comprenant les proportions de combinaisons salines attribuées par le calcul à un litre d'eau des sources minérales de la Bourboule, par M. Jules Lefort.

	SOURCE du GR.-BAIN.	SOURCE du BAGNASSOU	SOURCE de la ROTONDE	SOURCE des FIÈVRES
	gr.	gr.	gr.	gr.
Acide carbonique libre.........	0,3852	0,8789	0,9758	0,9324
— sulfurique..............	»	»	Traces.	Traces.
Chlorure de sodium...........	3,3457	3,1972	3,0458	0,0298
— de potassium.........	0,2353	0,2295	0,2164	0,2213
— de magnésium........	0,0390	0,0332	0,0255	0,0384
— de lithium...........				
— de cœsium...........	Indices.	Indices.	Indices.	Indices.
— de rubidium..........				
Sulfate de soude..............	0,2789	0,2829	0,2342	0,2324
Bicarbonate de soude..........	2,2719	2,0157	2,0260	2,0455
— de chaux.........	0,1964	0,1911	0,1771	0,1774
— de protoxyde de fer.	Indices.	0,0033	0,0025	0,0063
— de manganèse.....				
— d'ammoniaque..:..	Indices.	Indices.	Indices.	Indices.
Phosphate de soude...........				
Arséniate de soude............	0,01263	0,01468	0,00722	0,00717
Iodure et bromure de sodium...	Traces.	Traces.	Traces.	Traces.
Acide silicique................	0,1093	0,1075	0,1080	0,1080
Alumine.............	0,0301	0,0248	0,0185	0,0182
Matière organique bitumineuse..	Traces.	Traces.	Traces.	Traces.
	6,90433	6,97578	6,83702	6,81687

Ainsi, nous en avons maintenant la preuve, les eaux de la Bourboule sont fortement minéralisées, puisqu'elles renferment environ 7 grammes de tous sels par litre. Elles sont salines fortes, puisqu'elles contiennent 5 grammes et plus de chlorure de sodium. Elles renferment pour le moins depuis 7 milligrammes jusqu'à 14 d'arséniate de soude, c'est-

à-dire une quantité d'arsenic qui n'a jamais été
rencontrée dans aucune autre eau minérale connue.
Elles fournissent des traces d'iodure et de bromure
de sodium.

Si la proportion d'arsenic trouvée par M. Lefort (1)
est un peu inférieure à celle qui a été signalée dans
la source du Grand-Bain par Thénard, il faut, dit
M. Lefort, l'expliquer par la différence du procédé
que chacun des opérateurs a employé.

M. Lefort, paraît-il, a fait deux fois son opération,
et croit être sûr de l'exactitude de ses calculs.

En admettant que ce soit M. Lefort qui ait raison,
et qu'on doive renoncer aux appréciations plus géné-
reuses, mais peut-être erronées, de Thénard, nous
pouvons encore citer, à notre avantage, l'opinion
de cet hydrologue moderne sur les eaux de la Bourboule, telle qu'on la trouve dans un passage de
son opuscule que nous copions.

« Les eaux minérales thermales de la Bourboule
» sont, jusqu'à ce jour, les plus riches en principe
» arsénical de toutes les eaux minérales connues, à
» quelque classe qu'elles appartiennent. »

M. Lefort avait fait l'analyse complète et soignée
des quatre sources les plus importantes de la Bour-

---

(1) *Étude physique et chimique sur les eaux de la Bourboule,*
par M. Jules Lefort. Paris, 1862.

boule. A ma demande, il voulut bien encore faire un essai sur la source du Communal, et pressentir quelle pourrait être la valeur de ses eaux.

Une épreuve préliminaire lui montra que l'eau minérale du Communal contenait près de 5 grammes de principes fixes par litre. L'expérience s'était faite sur plusieurs litres d'eau minérale qui, malgré toutes les précautions, avait subi dans le trou où on la puisait un certain mélange d'eau douce. Il est positif que, si cette source était régulièrement captée, elle accuserait une plus forte minéralisation. Avec les simples notions analytiques qu'on en a, on peut encore avancer aujourd'hui, sans exagération, que l'eau du Communal a une composition analogue à celle de toutes les sources du groupe, et qu'elle ne leur cède probablement pas en principes minéralisateurs (1).

VII.

ÉTABLISSEMENT.

Les chroniques rapportent qu'en l'année 1460 on baignait les malades à la Bourboule, mais nulle n'indique quels moyens on avait alors à sa disposition pour cela.

(1) M. Lefort a mis dans toute cette affaire tant de complaisance à nous être agréable et utile, que je suis heureux de lui en témoigner publiquement ici toute ma reconnaissance.

En 1740, la source principale fut couverte d'une
voûte de 9 à 10 pieds de hauteur. Son bassin était
de 8 pieds de long sur 5 de large environ. L'entrée
était tournée du côté du midi. Le bâtiment s'ap-
puyait du côté du nord contre la côte, révêtue en
cet endroit d'une épaisse couche de tuf.

Cet état de choses dura jusqu'en 1821.

A cette époque, le propriétaire des sources,
M. Guillaume Lacoste, fit construire un nouvel
établissement pour bains et pour douches, qui a
fonctionné sans interruption jusqu'à nos jours.

En 1859 et 1860, les propriétaires actuels, frappés
de l'insuffisance incontestable de l'établissement
pour les besoins de la clientèle, se décidèrent à
créer une petite annexe, qu'ils adossèrent, au nord,
à la construction primitive. Pour cela, on enleva
derrière l'établissement la couche épaisse de tuf qui
était interposée entre le bâtiment et le beau rocher
de granit au pied duquel est le village. On fit de
l'espace, et on y construisit quelques cabinets.

On compte donc, comme locaux balnéaires à la
Bourboule, l'établissement et l'annexe.

1° *Établissement.* — L'établissement consiste en
un simple bâtiment composé d'un rez-de-chaussée
et d'un premier étage.

Le rez-de-chaussée est utilisé seul à la balnéation.

On y arrive en descendant une marche d'escalier à
l'intérieur. Il a une porte unique de forme cintrée,
assez grande , placée au midi , au milieu de la
façade principale. Il est peu spacieux, voûté, éclairé
par deux petites fenêtres ouvertes dans la façade, et
cintrées comme la porte. Il a 6 mètres 70 centimètres de largeur sur 4 mètres 80 centimètres de profondeur (dans œuvre). La voûte a environ 4 mètres
dans son faîte.

Tout autour de la salle se trouvent 8 baignoires,
disposées circulairement, appliquées contre le mur
et se touchant par leurs extrémités. Elles sont sépa-
rées entre elles par une cloison en parpaing et
complètement isolées. Chacune d'elles a un canal
de communication avec le réservoir des eaux chaudes
et celui des eaux tempérées. Ces baignoires sont
assez spacieuses et commodes ; elles ont 1 mètre 58
centimètres de longueur sur 53 centimètres de largeur
geur (dans œuvre). Elles sont en lave et encaissées
dans le sol de l'appartement d'environ 30 centimètres en contre-bas. Chacune d'elles est protégée en
avant par un rideau convenable en toile forte, que
porte une tringle circulaire en fer, et est ainsi complètement isolée de ses voisines. Chaque baignoire
est également munie d'appareils pour douches des-
cendantes et pour douches horizontales.

Une pompe à balancier, placée dans un angle de la salle, est chargée de fournir l'eau des douches.

Sept baignoires servent à l'usage des bains et des douches ; la huitième tient lieu de réservoir à la pompe.

L'étage supérieur du bâtiment est occupé entièrement par une petite chapelle destinée aux exercices du culte.

2° *Annexe*. — L'annexe, création toute récente, est contiguë avec l'établissement, et placée, comme nous l'avons dit, entre lui et le rocher de la Bourboule. Elle se compose de quatre cabinets, tous rangés sur la même ligne, et d'une galerie non fermée, mais couverte, sur laquelle ceux-ci viennent s'ouvrir.

Les deux cabinets du centre sont beaucoup moins vastes que ceux des extrémités. Ils n'ont chacun qu'une baignoire logée en travers et au fond de la pièce. Ils n'ont pour toute lumière que celle qu'ils reçoivent par leur porte vitrée.

Les deux cabinets des extrémités sont plus grands; ils renferment chacun deux baignoires qui, placées parallèlement en long au fond de l'appartement, laissent entre elles un couloir suffisant et un espace convenable en avant pour la toilette des malades. Ces deux cabinets sont éclairés par des fenêtres latérales.

Les baignoires de l'annexe sont, comme dans l'établissement, en lave, et suffisamment grandes. Elles sont également en contre-bas du sol d'environ 25 à 50 centimètres. Elles communiquent directement avec chacun des réservoirs.

On baigne et on douche dans chaque cabinet.

Une pompe spéciale, placée extérieurement, alimente les douches de l'annexe.

Quelque insuffisants que soient encore les locaux et les moyens balnéaires de la Bourboule pour une clientèle en moyenne de plus de 600 malades par année, néanmoins, quand on créa l'annexe, on réalisa une amélioration appréciable. Mais le temps a marché, la prospérité de la station s'est accrue; aujourd'hui l'augmentation croissante de la clientèle a rendu de nouveau les ressources balnéaires disproportionnées avec les besoins (1).

(1) Pendant que j'écrivais ces pages, il se produisait, dans le cours de l'hiver dernier, un éboulement très-considérable, résultant du glissement des tufs qui avaient été coupés à pic et à une très-grande hauteur, derrière l'établissement. On m'apprit aussitôt que les réservoirs et l'annexe avaient été entièrement écrasés par le poids des masses tufières qui s'étaient précipitées. Ce sinistre, s'il n'avait point été réparé à temps, pouvait avoir des conséquences très-sérieuses pour les malades de la station et les habitants du pays, en annihilant presque complètement la campagne thermale de 1865. Mais les propriétaires de l'établissement ont compris sur-le-champ toutes leurs obligations, et, prenant résolument leur parti, ils ont entrepris de refaire sans délai ce qui venait d'être détruit, en ajoutant considérablement à l'ampleur, à l'appropriation et à la commodité de chaque chose. A l'heure qu'il est, on travaille (et je l'ai vu dans un récent voyage)

VIII.

CARACTÈRES GÉNÉRAUX DES EAUX. — CLASSE À LAQUELLE ELLES APPARTIENNENT.

Comme on le voit par ce qui vient d'être dit, les eaux de la Bourboule sont des eaux très-thermales ; elles sont également pourvues d'une grande quantité et d'une très-grande variété de principes minéralisateurs.

Comme eaux chlorurées sodiques, elles peuvent remplacer pour la France les eaux minérales tant renommées de l'Allemagne ; comme situées dans un des départements du milieu de la France, elles doivent éviter aux malades de notre zone centrale à qui

à rétablir les réservoirs, qui seront désormais deux fois plus spacieux que précédemment. On recueille avec soin toutes les sources qui appartiennent aux propriétaires, en y joignant quelques-unes d'entre elles qu'ils n'avaient pu utiliser jusque-là à raison des défauts de l'ancien aménagement. On prolonge la galerie des cabinets de façon à ce que l'annexe, au lieu d'en avoir quatre, comme par le passé, en comptera dix à l'avenir, avec douze baignoires bien installées. munies d'appareils pour les douches, et de tout point parfaitement commodes. Un mécanisme nouveau et ingénieux fournira maintenant les douches à l'établissement et à l'annexe.

Les travaux seront terminés vers les derniers jours du mois de mai prochain, de telle sorte que l'ouverture de la saison thermale n'éprouvera aucun retard. Grâce aux propriétaires, à la bonne volonté et à la célérité desquels je me plais à rendre hommage, nous aurons pour l'été de 1865 des améliorations vastes et nombreuses, qui ne peuvent manquer de tourner au profit et à l'agrément des malades.

elles seront nécessaires d'aller chercher des eaux
chlorurées soit à l'est, à la station de Bourbonne,
soit au midi, à Balaruc.

Mais ce n'est point leur côté chloruré, non plus
que leur côté iodo-bromuré-sodique, qui les signale
exceptionnellement au milieu des eaux minérales.
Ce qui les rend originales, remarquables entre
toutes, c'est la présence, à une dose inconnue jusqu'à ce jour, du principe arsénical qu'elles renferment. Elles sont une préparation arsénicale très-
élevée que la nature a pu seule, par ses combinaisons
cachées, douer d'effets tout différents de ceux
qu'elle produirait, si on la séparait des substances
minérales qui servent de correctif à son élément
toxique.

C'est la liqueur officinale de Pearson sortant de
la terre avec des propriétés et des immunités nouvelles.

Lorsqu'on cherche à quelle catégorie d'eaux minérales doivent appartenir celles de la Bourboule, si
on se préoccupe seulement de leur élément le plus
considérable en poids, pour leur donner un rang
dans les classifications, il faut continuer, comme
par le passé, de les attribuer à la grande famille des
eaux chlorurées sodiques ; si, au contraire, on prend
en considération que ce n'est pas le poids qui doit

faire la règle, mais bien l'énergie d'action apparte-
nant à celui des principes constituants des eaux qui
paraît avoir le plus d'influence sur les organes de la
vie, alors ce n'est plus le chlorure de sodium qui
peut déterminer leur dénomination, c'est l'arsenic.
Alors aussi il faut songer à créer en leur considération une classe nouvelle, celle des eaux arsénicales,
et les placer sans hésitation à leur tête.

IX

EFFETS PHYSIOLOGIQUES.

De même que la physiologie, comme science des
mouvements intimes de la vie pendant la santé, est
l'éclaireuse obligatoire des études pathologiques; de
même que la connaissance des organes sains est
indispensable pour apprécier dans l'occasion leurs
modifications morbides; de même le praticien et le
malade se guideront bien mieux dans l'administration du remède lorsqu'ils auront connu son influence
normale sur chaque système d'organes et sur le mécanisme des fonctions de la vie.

Étudions donc l'action des eaux de la Bourboule
sur les principaux appareils organiques.

Quand on les envisage dans leur action immédiate
et présente, les eaux de la Bourboule sont un stimu-

lant énergique, dont les effets ne se font jamais longtemps attendre. Le traitement le plus simple, qu'il consiste dans un ou deux verres d'eau minérale sans bain, ou bien qu'il résulte de l'usage d'un simple bain tempéré, sans le concours des eaux en boisson, ne peut pas se continuer plus de cinq à six jours consécutifs sans que les personnes qui s'y livrent éprouvent dans les arcanes secrets de leur être un retentissement quelconque qui les avertit de la présence du modificateur. Suivant l'impressionnabilité du sujet, la petite émotion vitale sera accusée d'une manière différente; mais ce qui est vrai, c'est que presque aucun n'y échappera.

Considérées au point de vue des effets ultérieurs et prolongés qui les caractérisent, ces eaux doivent être acceptées comme un remède altérant, profondément reconstitutif de l'organisme languissant ou vicié.

J'aborde les détails.

Appareil de la digestion. — Les eaux de la Bourboule ont sur l'estomac et les intestins une action marquée qui se manifeste ordinairement par une diminution dans l'appétit et une plus grande lenteur pour la digestion des aliments ingérés.

En boisson, il ne faut les avoir prises que très-peu de jours, même dans des proportions très-modérées, pour s'apercevoir que, malgré l'air vif et oxygéné de notre vallée, le désir des repas diminue plutôt qu'il ne se développe. *Vos eaux nourrissent*, me disent souvent mes malades ; ce qui exprime parfaitement l'état d'inappétence qui leur est si commun.

Vos eaux sont lourdes, ne manquent pas de me dire d'autres, qui éprouvent après leur ingestion une sensation de plénitude assez gênante. J'ai remarqué que l'usage du bain lui-même tend également à rendre l'estomac paresseux. Toutefois, le trouble produit ne va presque jamais jusqu'à l'engourdissement complet ou à la révolte. Je n'ai vu les malades vomir que lorsqu'ils avaient porté les doses à des quantités immodérées.

Les phénomènes qui se produisent sur l'intestin sont les mêmes que ceux qui atteignent l'estomac. Les fonctions intestinales sont plus lentes, chacun remarque que les aliments ne passent plus aussi facilement qu'avant par les phases nombreuses de la chylification.

Les eaux de là Bourboule ne sont point purgatives, à moins que le sujet ne soit exceptionnellement prédisposé à la diarrhée, ou qu'il aborde trop brusquement et sans préparation les hautes doses du remède. La constipation est, au contraire, un des événements les plus fréquents parmi nos malades, et l'usage de médicaments laxatifs ou minoratifs devient souvent une nécesssité auxiliaire du traitement.

Les eaux de la Bourboule ne peuvent purger qu'à une très-haute dose, c'est-à-dire à sept ou huit verres dans une matinée, et alors elles fatiguent énormément le malade. Mieux donc il vaut ne jamais s'adresser à elles pour obtenir ce résultat.

Appareil de la circulation. —Il n'en faut pas douter, les eaux de la Bourboule stimulent sensiblement les organes essentiels de la circulation. L'impressionnabilité de ce genre qu'on retrouve si ordinaire et si spontanée chez tous les malades du lieu, me porte à croire que l'arsenic agit, dans cette circonstance, comme agent sthénique des fibres musculaires du cœur et des gros vaisseaux. Toujours est-il qu'après quelques jours d'usage des bains ou de la boisson, j'ai constamment remarqué une plus grande fréquence et une plus grande rudesse dans les pulsations du cœur et dans celles des artères. J'ai vu la peau plus colorée, je l'ai trouvée plus chaude. Il m'a semblé que chez quelques malades il se produisait une pléthore tout artificielle, qui ne peut dans aucun cas être attribuée à l'alimentation.

Appareil de l'innervation. — Les eaux de la Bourboule sont aussi un excitant puissant et presque

invariable du système cérébral. Elles agissent de la
même façon sur les cordons nerveux et sur les
trames nerveuses. La volonté et l'action sont plus
promptes et plus résolues, le sommeil plus léger;
l'énergie musculaire est incontestablement accrue
sous leur influence manifeste. Comme exception, un
seul organe, fraction des centres nerveux, le cer-
velet, semble éprouver de leur usage une manière
de sédation que j'ai très-fréquemment constatée.
Les eaux de la Bourboule émoussent chez plus d'un
l'initiative du sens vénérien. Elles sont anaphrodi-
siaques.

Appareil urinaire. — En revanche, elles modifient
peu les organes urinaires. Au bout de quelques jours
de l'usage des eaux, on constate que l'urine s'est
alcalinisée. La sécrétion urinaire semble ne s'ac-
croître que dans la juste proportion du volume
d'eau que l'on a absorbé.

Appareil cutané. — Leur action sur la peau est
tout autrement accusée. Après quelques jours d'u-
sage des bains, les fonctions cutanées se réveillent
avec une assez grande franchise. La peau s'anime,
s'assouplit et devient onctueuse au toucher. La moi-
teur s'établit volontiers, et il n'est pas rare que le
travail d'expansion dont la peau est le siége ne se
termine par une poussée, qui devient, comme je le

dirai plus bas, un épiphonème fréquent du traitement: Assez souvent les bains chauds, c'est-à-dire
à la température de plus de 36 degrés centigrades,
amènent très-rapidement des diaphorèses abondantes
qui sont, dans certains cas, un auxiliaire puissant
de la médication.

X.

EFFETS THÉRAPEUTIQUES.

L'action désormais bien connue des eaux de la
Bourboule sur l'organisme sain doit faire pressentir
leurs propriétés médicinales, et indiquer à quel
genre de maladies il faut les appliquer.

En tant que médicament tonique de premier
ordre, elles semblent indiquées pour toutes les
affections dans lesquelles l'atonie et la faiblesse
dominent. Franchement stimulantes, elles parais-
sent réservées non-seulement à animer, à relever
localement le mouvement vital partout où il s'était
ralenti et effacé, mais encore à réparer les forces
générales détruites.

Néanmoins, quelque plausible qu'il paraisse d'u-
tiliser ces eaux pour un certain nombre d'états
morbides généraux, je crois plus rationnel et plus
utile de les signaler dans leurs actions les plus

saillantes et les plus électives. J'indiquerai quelles
sont les maladies qu'elles modifient le plus sûrement.
Quelquefois le succès pourra s'expliquer par la déri-
vation ou par la révulsion ; mais le plus souvent il
faudra reconnaître que ces eaux agissent comme
médication altérante et substitutive. Ainsi arrive-
t-il chaque fois qu'employées à température modérée,
elles ne produisent de réaction très-sensible sur aucun organe ou système d'organes, et que pourtant
elles opèrent sous une forme latente des effets essentiellement modificateurs dans la constitution de
l'individu.

J'arrive à l'énumération des maladies diverses que
de notre temps l'expérience et la pratique appellent
presque exclusivement à la Bourboule.

Comme expression élevée d'une préparation arsénicale, ces eaux sont peut-être destinées dans l'avenir à être appliquées à de nouvelles entités morbides auxquelles on n'a point encore songé à opposer l'arsenic sortant ainsi du sein de la terre ; mais
dès aujourd'hui le nombre des maladies qu'on traite
par elles avec succès prouve leur grande utilité.

Dans ce chapitre, je citerai les genres et les espè-
ces ; je dirai en toute sincérité les réussites complètes
et les demi-réussites ; je mettrai la même franchise
à noter les insuccès et les revers. Je ne donnerai

aucune observation individuelle et de détail, parce que dans ma pratique de dix années j'ai observé des faits très-nombreux et très-variés, et que si je voulais détailler tous ceux qui m'ont offert un grand intérêt, ce n'est plus une brochure, mais un très-gros livre, qu'il faudrait livrer à la publicité.

Pendant plusieurs années, j'ai décrit isolément dans mes rapports annuels à l'Académie de médecine chaque cas de maladie observé et traité à la Bourboule dans la campagne qui avait précédé. Je n'apprendrais rien à ceux qui ont pu en prendre communication et les lire ; je n'apprendrais pas davantage aux nombreux confrères des malades desquels je viendrais faire l'histoire, alors que cette histoire, ils l'ont suivie postérieurement à moi, et qu'en général ils la connaissent bien plus complètement que moi.

Aux incrédules ou aux méfiants qui se trouveront insuffisamment renseignés, je dis : Je vous livre des indications, essayez ; puisez pour le choix des malades, dans les catégories que nous vous indiquons ; réglez-vous sur notre expérience, et vous pourrez, dans l'immense majorité des cas, compter sur des modifications favorables, assez souvent sur des guérisons.

SCROFULES.

Il ne faut pas avoir exercé longtemps près des thermes de la Bourboule pour être convaincu que la scrofule est l'expression maladive contre laquelle leurs eaux ont l'action la plus marquée. Quelle que soit la forme sous laquelle on l'y rencontre, on peut être certain qu'un mouvement salutaire se produira ou sur les lieux ou après le départ. L'importance des désordres jouera certainement un rôle dans les chances de guérison; mais on doit toujours espérer, malgré l'intensité du mal, toutes les fois que le sujet qui va faire le traitement n'est pas encore tombé dans la phthisie au second ou au troisième degré, ni dans le marasme.

Tous les auteurs qui ont écrit sur ces eaux ont parlé de leur efficacité toute particulière dans les scrofules; mais pour ne citer qu'une opinion qui confirme toutes les autres, je me contenterai de copier le passage ci-dessous extrait du rapport sur les eaux minérales du Mont-d'Or du docteur Pierre Bertrand pour l'année 1855 :

« Quant aux affections strumeuses, quels qu'en
» soient le siége, la forme et, jusqu'à certain point,
» le degré d'intensité, je ne crois pas, telle est du
» moins ma conviction, que nulles eaux minérales,

» jusqu'à présent connues, puissent le disputer à
» celles de la Bourboule. »

M. Bertrand n'avait pas exagéré. Les eaux de la
Bourboule donnent souvent les résultats les plus
surprenants dans les scrofules les plus graves.

La SCROFULIDE *cutanée ulcéreuse*, qu'elle soit in-
distinctement unique ou multiple, subit d'une façon
très-favorable l'influence du traitement de la Bourboule. Elle est traitée en général par les bains tempérés et les eaux en boisson. Il est parfois utile de
l'animer par quelques douches liquides, très-fines
et très-douces, administrées de loin en loin ; mais
dans ce cas, on doit toujours prendre en grande considération la sensibilité locale, et bien se garder de
l'exalter.

Les mêmes considérations s'appliquent avec le
même avantage et aux ulcères fistuleux et aux
ulcères variqueux.

L'ADÉNITE se présente fréquemment à la Bourboule.
Quelque région du corps qu'elle occupe, on a de
grandes chances pour que ses tumeurs isolées ou en
masse deviennent pendant la cure plus souples,
plus mobiles, moins volumineuses. Le travail de
résolution qui a commencé sur les lieux ne cesse
souvent sa marche que cinq ou six mois après
la campagne.

J'ai toujours remarqué que les adénites ulcéreuses étaient celles qui faisaient le plus de progrès pendant l'année.

Lorsque l'adénite est volumineuse, la survenance, pendant la cure, d'un état phlegmoneux de la partie, est un événement qui n'est pas rare, et qu'il ne faut pas trop redouter ; il en résultera une fonte beaucoup plus rapide de la tumeur.

Les seules adénites pour lesquelles on n'obtient presque rien, sont les énormes tumeurs bosselées, insensibles, ordinairement très-dures, qui envahissent simultanément les régions cervicales, claviculaires et axillaires. Elles sont formées le plus ordinairement de matière tuberculeuse; on peut compter qu'elles se montreront réfractaires.

Le traitement de l'adénite consiste en bains, en eaux en boisson et en douches liquides fréquentes, dont on subordonne la force, la température et la durée à la tolérance du sujet et à l'impressionnabilité des parties.

L'OPHTHALMIE *scrofuleuse* est une des affections qui guérissent le mieux à la Bourboule. Sous la forme de kératite vasculaire ou de kératite plastique, avec épanchement de lymphe entre les lames de la cornée, elle se présente presque toujours avec le cortége des symptômes obligés : photophobie, épiphora, opacité et ulcérations des membranes. A ce degré, l'ophthalmie a déjà fait souvent le désespoir du médecin et du malade. Le traitement n'est pas toujours facilement supporté, au moins quant aux douches ; de même il ne produit que très-rarement une amélioration sensible pendant la cure; mais, en revanche, les résultats sont généralement satisfaisants pendant l'année.

Les malades boivent les eaux ; ils prennent chaque jour un grand bain; ils font usage de bains locaux une ou deux fois par jour, et, lorsque leur état le permet, on leur administre des douches liquides, qui jouent un rôle très-important dans le traitement.

OTORRHÉE. — Les maladies anciennes du conduit auditif sont d'ordinaire favorablement modifiées par le traitement thermal employé sous les trois formes usuelles. J'en ai vu guérir plusieurs compliquées de la carie du rocher, chez lesquelles deux campagnes successives suffisaient à la guérison.

LUPUS. — J'ai observé quinze ou vingt cas de cette maladie à la Bourboule. Ils se répartissaient presque également entre le lupus érythémateux et le lupus tuberculeux. J'ai vu un seul cas de lupus serpigineux, et je dois l'avouer, le traitement ne produisit sur lui aucun résultat ni pendant ni après la cure. Quant aux deux autres variétés, nous avons obtenu la guérison complète sur le tiers des sujets traités; nous avons toujours constaté une amélioration chez les autres.

Le lupus tuberculeux est celui qui guérit le mieux. Dans la variété érythémateuse, les bons résultats sont plus irréguliers. Je ne chercherai point à expliquer pourquoi l'on rencontre cette différence; mais elle existe, je la signale.

Bains quotidiens, eaux en boisson, douche liquide, suivant l'indication.

TUMEUR BLANCHE. — Quelque variée qu'elle soit, qu'elle ait son siége dans les parties molles ou dans les parties dures des articulations, qu'elle soit ulcérée ou non ulcérée, qu'elle soit ou ne soit pas compliquée de plaie pénétrante, qu'elle s'accompagne même de carie étendue des surfaces articulaires, la tumeur blanche a beaucoup de chances pour être très-favorablement modifiée par le traitement. Il en vient chaque année un grand nombre à la Bourboule. C'est une des maladies dans lesquelles on peut espérer le plus régulièrement un succès, sans en excepter même, comme nous venons de le dire, celles qui se compliquent de fistule et de carie. J'avoue pourtant qu'on rencontre parfois quelques cas qui ne sauraient guérir. Ceux-là, je l'ai remar-

qué, empruntent un caractère de gravité excep-
tionnelle, soit à une série successive de rechutes
éprouvées antérieurement par l'articulation malade,
soit à un état anémique et appauvri du sujet, soit
à une dégénérescence des tissus articulaires, comme
cela n'arrive que trop souvent lorsque la maladie a
une très-ancienne date.

La coxalgie, par exemple, n'a pas besoin d'arriver
à cet extrême degré pour qu'elle se déclare incu-
rable. Elle le devient plus souvent que toute autre
arthropathie, parce qu'à raison du siége et des fonctions de l'articulation sur laquelle elle porte, c'est
elle qui est soumise aux plus fréquentes et aux plus
chanceuses épreuves. Il est bien difficile de se con-
damner volontiers à une immobilité constante, et il
faut pour cela beaucoup de courage et beaucoup de
résolution. Les malades coxalgiés soumettent tous,
sans s'en apercevoir, et tout en protestant du contraire, leur articulation malade à des mouvements
intempestifs. Si peu étendus et peu fréquents que
soient ces mouvements, ils suffisent à empêcher la
guérison.

Malgré ces difficultés, j'ai vu des coxalgies être
enrayées à leur début ou dans leur course par notre
traitement.

Ces cures appartenaient toutes à la classe riche

dont les malades peuvent plus facilement se soumettre aux prescriptions médicales. Elles étaient la conquête de ceux qui n'avaient marchandé ni par mois ni par année avec une immobilité absolue, sans laquelle on voit avorter les moyens les plus puissants en thérapeutique. Je ne me souviens pas d'avoir vu une coxalgie guérir chez les gens pauvres, à quelque âge qu'ils appartinssent. Chez eux, les bons effets du traitement thermal sont toujours de courte durée. Le fonctionnement fatal de l'articulation malade, et beaucoup d'autres causes d'aggravation résultant d'une mauvaise hygiène, se produisent presque infailliblement pour faire obstacle à la cure.

Bains quotidiens, eaux en boisson, douches liquides toutes les fois qu'il n'y a point de contre-indication.

CARIE. — La carie est encore une affection très-commune dans notre clientèle. On ne l'y trouve si fréquemment que parce que l'expérience a prouvé l'efficacité des eaux à son endroit.

En général, il ne se produit rien de bien manifeste pendant le cours du traitement. Le phénomène le plus apparent consiste dans la diminution et l'épaississement des liquides suppurés.

Les guérisons sont nombreuses.

Bains quotidiens, eaux en boisson, douches liquides.

NÉCROSE. — Cette autre variété de la mortification des os est aussi très-favorablement amendée par notre traitement thermal. Si les esquilles n'ont pas un trop grand volume, elles sont éliminées successivement, pendant qu'il se produit dans l'os malade un travail de restauration ; si l'esquille est volumineuse, et qu'elle ne puisse pas se créer de voie à travers les parties molles, ou si encore il y a séquestre enchatonné, la chirurgie est bien forcée d'intervenir ; mais la guérison définitive est plus rapide et plus franche, grâce à la grande proportion d'énergie vitale apportée à la partie par la médication. Le traitement thermal est le même que pour la carie.

MAL VERTÉBRAL. — Ce mal désespérant, qui atteint tous les âges, et plus particulièrement l'enfance, trouve lui aussi dans nos eaux un modificateur puissant. Produit par la carie superficielle du corps des vertèbres ou par leur fonte tuberculeuse, il témoigne toujours d'un grand désordre constitutionnel. Il faut se hâter de le combattre ; car sa simple apparition est le signal d'un profond appauvrissement. Par ses effets, il défigure le squelette et il altère les dimensions des cavités qui renferment les organes les plus essentiels. Par contre, il exerce une influence funeste sur les fonctions les plus importantes de la vie.

Cette maladie est une de celles dans lesquelles la Bourboule a beaucoup d'action. Un assez grand nombre de malades éprouvent chaque année des bienfaits marqués du traitement thermal. On ne répare point les désordres qui s'étaient déjà accomplis; mais souvent on enraye, et l'avenir est sauvé.

Eaux en boisson, bain quotidien, douche liquide.

DERMATOSES.

Sous ce nom, je comprends toutes les affections cutanées.

Un certain nombre d'entre elles trouvent un remède spécial dans les eaux de la Bourboule; mais pourtant, il faut le dire, toutes ne guérissent pas, quelques-unes se montrent rebelles.

Je vais passer en revue les variétés. Je ne parlerai point du traitement employé pour chacune d'elles. En effet, il est presque toujours simple et uniforme : les malades boivent les eaux, ils prennent chaque jour un bain. Ce n'est que très-exceptionnellement qu'on emploie la douche pour combattre une maladie de la peau. On ne doit avoir recours à ce moyen que lorsque la lésion apparente semble résister d'une façon à peu près absolue à l'action du bain et de l'eau en boisson, et que les symptômes extérieurs restent complètement d'état.

ÉRYSIPÈLE. — Le traitement de la Bourboule ne s'applique jamais à l'érysipèle proprement dit; mais il est un excellent moyen prophylactique à opposer aux prédispositions érysipélateuses qu'on rencontre pendant de longues séries de mois ou d'années chez certaines personnes. C'est à ce titre que nous recevons tous les ans des malades, qui tantôt obtiennent une diminution sensible dans la fréquence, et tantôt la cessation des accidents qu'ils éprouvaient plus ou moins périodiquement.

ÉRYTHÈME. — L'érythème se présente toujours à nos thermes sous la forme chronique. Il n'est jamais une affection grave; mais c'est au moins un état incommode et gênant lorsqu'il a pour siége une région du corps qu'on doive porter découverte. Cette maladie guérit ordinairement en une ou deux campagnes.

URTICAIRE. — L'urticaire chronique est souvent une maladie sérieuse à raison de la fréquence de ses crises et du prurit incommode qu'elle détermine. Comme elle est assez commune, il ne se passe pas d'année qu'il n'en vienne quelques-unes à la Bourboule. Le résultat est assez souvent la guérison dès la première saison.

PRURIGO. — Si commun qu'il soit dans le monde, je ne l'ai observé que de loin en loin à nos eaux. La guérison, c'est la règle.

LICHEN. — J'en dis autant du lichen simple et encore du lichen agrius. Je rencontre souvent les deux variétés. L'une et l'autre cèdent constamment en une ou deux campagnes, pourvu surtout qu'on y consacre le temps voulu.

ÉPINYCTIDE. — Ce prurigo urticant, peu connu et bizarre, très-rare à rencontrer, décrit d'abord par Alibert, et plus tard par M. Bazin, je l'ai trouvé sur une jeune enfant de trois ans, d'une grande famille du Poitou. Une cure faite en 1862 amena une grande amélioration dans les symptômes pendant plus d'une année. Une récidive, en 1864, nous fit revoir la jeune malade pendant la dernière campagne. Elle fit une saison de vingt-quatre jours, et nous parut guérie au départ.

HERPÈS. — Le seul herpès que nous ayons à traiter quelquefois, c'est l'herpès phlycténoïde. Les résultats que donne le traitement sont bons.

J'en ai autant à dire du pemphigus, pourvu que, dans ce dernier cas, le dépérissement du sujet ne soit pas trop avancé.

ECZÉMA. — A l'état subaigu ou chronique, c'est l'affection cutanée que nous voyons le plus communément. C'est aussi une de celles sur lesquelles le traitement agit le plus franchement. La plus grande proportion des malades guérit; et la guérison se manifeste plus ou moins rapidement après la campagne. Il se présente pourtant parfois certains cas d'eczémas rebelles à la médication. J'ai remarqué qu'il en est ainsi chez les sujets qui ont la maladie complètement généralisée, et chez lesquels on trouverait difficilement quelques centimètres de la membrane tégumentaire épargnés. Je tiens aussi grand compté pour la gravité du pronostic des démangeaisons très-vives qui se produisent, et de l'état hypertrophique de la peau qui se développe chez quelques-uns. En dehors de ces cas, les succès sont à peu près constants.

IMPÉTIGO. — Cette maladie, assez fréquente dans la jeune enfance, se présente souvent à nous. Je n'ai jamais vu l'état local ne pas se modifier sensiblement pendant la cure. Dans le plus grand nombre des cas, une campagne suffit à la guérison.

ACNÉ. — L'acné *simplex*, l'acné *indurata*, l'acné *rosacea*, nous ont fourni tout aussi bien l'une que l'autre tantôt de beaux succès, tantôt une résistance opiniâtre. J'interprète cette inégalité d'action de remède par la nécessité d'en prolonger longtemps l'usage. En effet, les modifications les moins marquées ont été observées chez les sujets qui usaient rapidement du remède, et qui l'oubliaient ensuite. J'ai rencontré les guérisons chez les personnes qui faisaient de longues saisons sur les lieux, et qui continuaient après, par ma prescription, pendant l'année presque entière, l'administration du remède à l'intérieur.

MENTAGRE. — La mentagre, elle aussi, oppose assez souvent de l'opiniâtreté à la médication; mais avec de la persévérance dans l'usage des eaux on en obtient bien souvent quelque chose de satisfaisant. J'ai remarqué que, pendant la cure thermale, il était très-avantageux pour le résultat d'associer la douche locale à l'emploi du bain et des eaux en boisson.

PITYRIASIS. — En tant que pityriasis *alba*, la maladie dont je m'occupe, éprouve de très-bons effets du traitement de la Bourboule. Comme variété *rubra,* elle est déjà beaucoup moins sensible à l'action de nos eaux. Dans le nombre jamais très-grand de ceux qui nous arrivent, j'en ai bien vu quelques-uns être modifiés ou guéris ; mais tous ne sont pas si accommodants. Je dois à la bonne foi de dire que nous avons rencontré deux cas, entre autres, sur lesquels nous n'avons rien obtenu, malgré la longue durée et les combinaisons diverses du traitement.

La variété *versicolor* est encore plus tenace et plus rebelle à notre médication. Néanmoins on obtient assez facilement par le traitement un plus grand assouplissement de la peau et une diminution incontestable dans son état squammeux, ce qui pourrait faire croire à une amélioration importante; mais ces symptômes ne se maintiennent bien que pendant l'usage continué des bains. Dès qu'on ne se baigne plus, les progrès faits restent stationnaires, et tardent peu à rétrograder. Il faut dire, il est vrai, que les quelques cas de ce genre que nous avons traités sont tombés tous, suivant la coutume, dans l'écueil des trop courtes saisons.

Psoriasis. — C'est une maladie essentiellement persistante et rebelle que le psoriasis. J'ai pu en observer une certaine quantité. Ainsi que le pityriasis rubra et le versicolor, il subit assez bien une modification notable par le traitement, mais il n'est jamais facile à guérir. C'est assez beau quand, avec la Bourboule en été pendant plusieurs années de suite, et le concours d'un traitement pharmaceutique pendant la plus grande partie du temps, on peut arriver à en finir.

Élépphantiasis. — J'ai dirigé en traitement quinze ou vingt éléphantiasis des Arabes; j'y ai appliqué tous mes soins, j'ai varié les méthodes, j'ai employé des douches puissantes par leur volume, par leur température et leur chute; j'ai

obtenu parfois un peu plus de souplesse des parties
et un peu de diminution dans leur volume, mais
les changements obtenus ont été constamment éphé-
mères. Tous les malades que j'ai revus l'an d'après,
revenaient avec leur éléphantiasis tout au moins
stationnaire, et souvent leur état s'était empiré.

J'ai rencontré un seul éléphantiasis des Grecs.
Je fis faire le traitement de mon mieux : douches
locales très-puissantes, bain quotidien, eaux en
boisson à la plus haute dose. Le résultat fut né-
gatif.

FURONCLES. — J'ai souvent employé le traitement de la Bourboule pour combattre les dispositions de quelques malades à subir des éruptions
successives de furoncles ; grâce à l'action des eaux,
les crises furonculeuses éprouvaient ordinairement
une perturbation salutaire et avortaient le plus
souvent.

EXOSTOSE ET PÉRIOSTOSE.

L'une et l'autre de ces maladies peuvent être
spontanées, mais elles sont, dans le plus grand
nombre des cas, des affections traumatiques. Quelle
que soit leur origine, qu'elles soient spontanées ou
acquises, la Bourboule est pour elles un agent
puissant de résolution.

ANKYLOSE.

Le traitement de la Bourboule n'a aucune action sur l'ankylose.

Il n'en est pas de même de la semi-ankylose. Celle-ci lui doit souvent une augmentation dans la souplesse articulaire, et une plus grande étendue dans les mouvements. La Bourboule combat très-favorablement les suites de luxations et d'entorses. Elle diminue le volume des cals récents ; elle atténue les douleurs qu'ils font éprouver. Elle fait cesser en grande partie les raideurs des membres résultant de violences extérieures ou d'accidents phlegmoneux.

SYPHILIS.

De tous les accidents syphilitiques, les phénomènes tertiaires, seuls, peuvent être influencés par la Bourboule. C'est ainsi qu'il n'est point rare de voir le traitement faire éclater, sous forme de poussée générale, un vieux germe de syphilis abandonné dans l'organisme. De même j'ai pu, dans quelques cas, attribuer à nos eaux une diminution sensible dans des exostoses incontestablement vénériennes, et dans les douleurs nocturnes qui les accompagnaient.

RHUMATISME.

Tous les types du rhumatisme sont essentiellement du ressort de la Bourboule. Il ne saurait point en être autrement avec des eaux qui possèdent une grande abondance de calorique et une riche et précieuse minéralisation. L'expérience a depuis longtemps constaté, en hydrologie, que la haute température est, de toutes les conditions, celle qui contribue le plus à donner aux eaux minérales leur efficacité contre le rhumatisme; mais à côté de cette observation, fondée en fait, je suis de ceux qui pensent que la densité de l'eau, combinée avec les éléments intimes du remède, joue aussi un rôle très-important dans le traitement. Les exemples sont très-communs dans lesquels j'ai vu des malades porteurs de rhumatismes être traités par les bains tempérés, et se trouver ou améliorés ou guéris en assez peu de temps; d'où j'ai conclu que, si on doit rechercher les hautes températures, il ne faut pas dédaigner la riche minéralisation des eaux dans le traitement du rhumatisme, surtout quand on a à faire à un rhumatisant de tempérament lymphatique.

Les cas de rhumatisme sont très-nombreux à la Bourboule, et y représentent, chaque année, le tiers environ de notre clientèle totale. Ils viennent presque tous des localités environnantes apparte- nant au Puy-de-Dôme, à la Corrèze, à la Creuse et au Cantal, dans des rayons qui ne dépassent point Clermont, d'un côté; et des trois autres, Mauriac, Ussel et Aubusson.

La variété qui abonde le plus est le rhumatisme musculaire; la variété articulaire vient après. Le rhumatisme viscéral est le plus rare.

Le traitement le plus ordinairement employé consiste dans le bain chaud et la douche très- chaude. Il donne incontestablement les résultats les plus complets et les plus prompts. Il faut l'appli- quer ainsi chaque fois que l'état du sujet et son impressionnabilité ne s'y opposent point. Toutefois, il y a des cas nombreux dans lesquels il faut re- douter et prévenir la rétrocession brusque et rapide du principe rhumatismal sur un des viscères im- portants; alors la prudence exige qu'on supprime la douche, et souvent même qu'on se réduise à l'usage du bain tempéré.

NÉVRALGIE.

Toutes les névralgies subissent les effets favorables des eaux de la Bourboule. Celles qu'on y rencontre le plus fréquemment sont la sciatique, la crurale et le lumbago. Dans ces catégories, on peut compter sur le succès, largement dans les trois quarts des cas. La névralgie du trifacial et la gastralgie s'y observent en moins grand nombre; pourtant on les y trouve représentées chaque année. Les eaux sont d'une grande efficacité contre elles. Il est probable que les guérisons qui s'obtiennent fréquemment, indiqueront de plus en plus, dans l'avenir, l'emploi de nos eaux pour ces maladies. Je suis disposé à en penser autant de toutes les névroses, et en particulier de la chorée, qui, à chaque essai que j'en fais, témoigne de son influençabilité manifeste par l'arsenic naturel, dont il dépend de nous de devenir, à notre gré, prodigues.

MYÉLITE.

La myélite chronique éprouve de l'emploi des bains, et plus spécialement des douches rachidiennes, des effets très-souvent heureux. Nous en en avons chaque année quelques cas; il est rare qu'il n'y ait pas une amélioration plus ou moins marquée à constater.

PARALYSIE.

Les diverses paralysies peuvent être améliorées par le traitement de la Bourboule; j'en excepte pourtant la paralysie par dégénérescence graisseuse des muscles, dont j'ai eu plusieurs exemples, et pour lesquels chaque fois je n'ai absolument rien obtenu.

GANGRÈNE SÉNILE.

Ce n'est point chez les très-grands vieillards qu'il faudrait essayer de combattre par notre traitement la gangrène sénile ; mais il est quelques cas que je veux appeler hâtifs, et que l'on rencontre chez l'homme au terme de l'âge adulte ou dans les premières années de la vieillesse ; de ceux-là j'en ai vu plusieurs, et j'ai pu constater les bons effets qu'ils retiraient de la médication.

FIÈVRES INTERMITTENTES.

Cette maladie dut être traitée jadis très-fréquemment à la Bourboule, puisqu'elle avait donné son nom à une des sources du lieu; mais depuis que les préparations quiniques sont venues la combattre d'une façon héroïque, tous autres moyens ont été à peu près abandonnés. Ainsi en est-il des eaux minérales. J'ai pourtant pu soumettre quelques cas de fièvres intermittentes rebelles à l'usage de notre médication : ils ont tous cédé au traitement.

DIABÈTE.

C'est tout récent de date qu'on trouve le diabète
à la Bourboule. Pendant la dernière campagne, je
l'ai rencontré pour la première fois, et j'ai observé
deux malades. L'un a fait une saison de vingt
jours, et le second une saison de vingt-cinq. Chez
chacun d'eux, il a été constaté pendant tout le cours
de la cure un abaissement considérable de la pro-
duction des matières saccharines dans les liquides
urinaires. Ils sont partis améliorés.

Là se termine la nomenclature des maladies spéciales que le traitement de la Bourboule attire de
nos jours. J'ai énuméré avec soin les familles auxquelles elles appartiennent, les noms particuliers
qu'elles portent; par caractère et par devoir, j'ai
dit avec grande franchise jusqu'où devait aller la
confiance dans le remède. J'ai fait ainsi, pour
qu'on ne fût plus indécis sur ce que l'on devait en
penser et l'usage qu'on pouvait en faire. Je complète ce chapitre en affirmant que l'action médi-
camenteuse des eaux est invariablement plus franche
et plus énergique, chaque fois que, à côté de la
maladie principale, on trouve l'association du tempérament lymphatique.

XI.

CONTRE-INDICATIONS.

De même que tous les agents thérapeutiques
doués d'une certaine énergie, les eaux de la Bourboule ne sauraient être impunément administrées
à tous et en toute occasion. Il est très-important
de faire connaître les circonstances qui s'opposent
à ce qu'on les applique avantageusement à certains
malades.

C'est la règle pour toutes les eaux minérales,
qu'on ne doit jamais en user dans le cours des
maladies aiguës; mais c'est surtout quand on a
affaire à des eaux fortes et actives comme celles de
la Bourboule, qu'il n'est jamais permis de ne pas
l'observer. Les altérations graves de la texture du
cœur, les prédispositions apoplectiques marquées,
le vice goutteux un peu prononcé, la phthisie bien
constatée, sont des complications qu'il n'est pas
bien rare de trouver chez les sujets qui viennent
faire le traitement. Dans ces conditions-là, une
aggravation est certaine. Il faut y prendre garde;
la stimulation apportée par les eaux pourrait devenir fatale. Il n'est que très-sage d'en prohiber
l'emploi.

XII.

TRAITEMENT.

En raison de notre installation et de nos aménagements très-élémentaires, le traitement ne peut être que fort simple aussi. Il n'en est pas moins, pour cela, une ressource médicale d'une grande puissance; ce qui s'explique facilement par les propriétés physiques et chimiques des eaux minérales.

En l'absence de vaporarium, d'eau poudroyée, de piscines, de locaux pour les bains de pieds, le traitement se réduit tout sommairement au bain en baignoire, à la douche liquide et à l'eau en boisson. Il ne faut pas croire pour cela que tout est facile et insignifiant dans l'usage qu'on peut en faire, penser même que le bon sens de chacun suffirait au besoin à présider à toutes les indications; on commettrait ainsi une grossière erreur. L'expérience et les précautions ne sont jamais de trop pour régler et la dose et le mode dans l'administration du remède.

Le bain, qui varie entre quinze et quarante-cinq minutes de durée, et qui comme température doit être quelquefois élevé à quarante degrés centigrades ou plus, mais qui doit aussi souvent être descendu à vingt-sept ou trente, n'a pas, dans les deux cas,

le même mode d'action, et ne peut évidemment
pas être appliqué indifféremment aux mêmes états
morbides.

La douche, qui comprend l'eau minérale réduite
à une pluie fine et douce, mais qui se transforme
pour les besoins en une colonne puissante, percu-
tant et ébranlant vigoureusement les organes malades pour réveiller en eux un travail salutaire, ou
bien encore s'adressant aux régions de leur voisinage
pour en développer les sympathies; la douche, qu'on
administre aux uns à température modérée, aux
autres à haute température, ne peut pas être in-
distinctement employée pour les maladies de même
sorte.

L'eau en boisson elle-même, variant de composition et de richesse, suivant les sources auxquelles
on la puise, ordonnée chez quelques sujets à la
minime dose d'une où deux demi-verrées chaque
jour, tandis qu'elle est chez d'autres portée avec
avantage à la dose *maxima* de cinq ou six verrées
dans les vingt-quatre heures, témoigne de l'énorme
intérêt qu'il y a à proportionner avec soin la quantité administrée du remède à la tolérance des organes
et à la force des constitutions. Tout malade sérieux
qui va aux eaux doit se préoccuper constamment de
tirer le meilleur parti possible du traitement pour

lequel il se déplace. S'il se tient au-dessous des doses
qui convenaient, il se refusera une partie des chances de guérison qu'il pouvait espèrer; s'il se place,
au contraire, au-dessus de ces doses, il entame une
campagne dangereuse pour son organisme : il dépasse le but à atteindre, il n'améliore rien, et il
peut compromettre davantage sa situation. Pour
éviter ces deux écueils, la meilleure méthode consiste à bien étudier sa constitution et à bien connaître le remède à l'action duquel on va la soumettre.
Il faut, en outre, suivre pas à pas le traitement,
accorder un peu plus en un jour, retenir un peu
plus en un autre, subordonner enfin avec le plus
grand soin chaque quantité du médicament et
chaque mode d'administration aux dispositions
particulières du sujet et du moment. Ces précautions sont utiles partout. Elles sont indispensables
quand il s'agit des eaux minérales les plus actives.

Je suis, pour moi, très-convaincu de ce précepte.
Les plus belles cures que j'ai faites, sont très-par-
ticulièrement celles que j'ai le plus surveillées.
Aussi mon grand, mon irréalisable désir serait-il
de voir chacun de mes malades chaque jour pendant
son traitement. Si je pouvais le faire ainsi, la proportion de guérisons que nous obtiendrions, augmenterait, j'en ai la certitude, d'une façon notable.

Malgré les soins et la prudence, les cures sont souvent exposées à être traversées par des incidents. On n'emploie jamais trop de surveillance à les prévenir et à les écarter.

Chez le malade que l'on baigne, il faut donner la plus grande attention à la température du bain et à sa durée. L'excessive durée porte sur le système nerveux et l'agace; le sommeil et l'appétit se suspendent; le malade n'éprouve plus avec la même énergie vitale la réaction salutaire que doivent procurer les eaux.

La haute température porte infailliblement sur le cœur et les gros vaisseaux, de façon à stimuler ces organes outre mesure. Une fièvre artificielle s'allume, et le cerveau lui-même ne tarde pas à se congestionner.

Chez le malade que l'on douche, la précision et l'exactitude dans les prescriptions sont, au moins, tout aussi essentielles.

La douche à trop mince appareil, à trop courte durée, à trop basse température, n'a pas l'action résolutive ou dérivative qu'on en attend, et manque son effet.

Mais l'autre douche manque aussi complètement le but, qui dure trop longtemps, heurte trop violemment, ou qui accumule sur la partie une trop grande quantité de calorique. Elle dépasse les bornes convenables de la stimulation, et peut amener un épiphonème, qui sera tantôt un phlegmon, tantôt un abcès, quelquefois un érysipèle.

Il n'est pas jusqu'à l'eau minérale en boisson dont on ne doive, comme je l'ai dit plus haut, diriger l'administration avec le plus grand soin.

L'eau en boisson est douée d'une action spéciale sur les fonctions digestives que personne ne pourrait nier. Elle est toujours administrée à l'intérieur comme remède altérant, c'est-à-dire avec l'intention d'imprimer à la constitution une modification tout à la fois intime et reconstitutive. Il est donc essentiel de prendre ses précautions, pour qu'elle soit tolérée le mieux possible, et qu'on ne soit jamais obligé ou d'en suspendre momentanément, ou même d'en supprimer l'emploi. A défaut d'expérience, il faut avoir une certaine habileté de tact et de direction, pour savoir si l'on doit s'en tenir aux eaux de telle source ou de telle autre. Il n'est pas insignifiant de pouvoir apprécier si ce sont les eaux tempérées ou les eaux chaudes que l'estomac tolèrera le mieux. C'est une réussite relative que de parvenir au terme d'une cure en buvant tous les jours, sans aucune interruption, la dose convenable du remède.

Le traitement est suffisant quand il se prolonge
de seize à quarante jours, suivant les maladies.

Sa durée, qui devrait n'être subordonnée qu'à
la nature et à la gravité du mal, ne l'est malheu-
reusement que trop et aux ressources et aux goûts
des malades.

La cure est souvent abrégée au point d'en compromettre le résultat.

Il est bien, il est vrai, quelques maladies.,
comme les rhumatismes et les névralgies, auxquelles seize ou dix-huit jours de traitement pourraient suffire; mais toutes les autres, au contraire,
dans lesquelles figurent au premier rang les scrofules, les affections cutanées, les syphilis consti-
tutionnelles, réclament un traitement plus long.
Dès qu'il s'agit de modifier profondément tout
l'organisme, on comprend qu'il faille y mettre
plus de temps. Aussi, dans ces cas-là, aimerais-je
à garder les malades pendant trente ou quarante
jours. Quand j'ai obtenu d'un malade grave qu'il
fasse un traitement de plus de trente jours, il est
rare qu'il n'ait pas à s'en réjouir plus tard, et
qu'il ne trouve pas dans une amélioration satisfai-
sante le prix de la concession qu'il m'a faite.

Lorsque je débutai à la Bourboule, la petite
clientèle que j'y trouvai avait volontiers l'habitude

de ne consacrer au traitement qu'une dizaine de
jours. Pour les plus larges, c'était la quinzaine.
Il n'arrivait que très-exceptionnellement qu'on
dépassât d'un ou deux jours ce terme-là. Il me fut
facile, en peu de temps, de remarquer que la briè-
veté des cures nuisait considérablement à leur
succès. Dès ce moment je me dévouai à la prolon-
gation des saisons thermales, et je travaillai à
persuader aux malades qu'elles étaient nécessaires.
J'ai déjà réussi dans une bonne mesure, et j'espère
bien porter encore plus loin les limites que j'ai
déplacées si utilement. Je crois que ce nouveau
progrès sera très-important pour nos eaux.

Avant l'année 1855, époque de mon entrée en
exercice, la moyenne la plus élevée de séjour pour
les malades était de dix jours cinq dixièmes. Depuis
elle n'a pas cessé de s'élever progressivement chaque
année, de façon à ce que, en 1864, elle était de
seize jours vingt et un centièmes. Si maintenant
l'on considère qu'il y a encore dans notre clientèle
un grand nombre de personnes peu fortunées, et
obligées pour cette raison de faire de très-brèves
saisons, on en conclura que, en compensation,
l'on trouve assez de gens pour croire à l'efficacité
des traitements prolongés, et pour s'y soumettre.

Les cures longues sont d'ailleurs, de tout point,

les plus difficiles à conduire à bonne fin. Aussi
est-ce bien dans leurs dernières périodes qu'on peut
craindre d'être alternativement ou simultanément
traversé par la poussée, par la fiévre thermale, par
la saturation, accidents bien communs dans notre
pratique des eaux.

XIII.

CLIENTÈLE.

Clientèle et développement matériel sont ordinairement pour les établissements thermaux deux
questions qui s'unissent et se développent parallèlement. La clientèle fournit des ressources aux
agrandissements et aux améliorations; en revanche,
les améliorations et les agrandissements attirent et
augmentent la clientèle. C'est donc comme symp-
tôme et signification de l'accroissement matériel
de la Bourboule que je vais parler de sa clientèle
actuelle. Les chiffres seront éloquents.

Ainsi que je l'ai dit dans un des premiers cha-
pitres, l'ancienneté de la Bourboule comme station
thermale ne manque pas d'une certaine notoriété;
mais il faut reconnaître que, si tous ceux qui en
ont parlé se sont appliqués à vanter ses eaux, ils
nous ont beaucoup épargné les détails sur son éta-

blissement et sur sa clientèle. Quant à moi, malgré
des assertions contraires, qui prétendent que vers
1825 il venait chaque année à la Bourboule de
quatre cents à cinq cents malades, je suis porté à
penser que sa clientèle, même à cette époque, ne
s'élevait pas à plus d'une centaine de malades sérieux. Au surplus, j'affirme que, en ce temps-là,
il n'y avait pas dans le village soixante lits à mettre
à la disposition des étrangers. D'où il faut conclure
que, si les malades y étaient venus en aussi grand
nombre qu'on le dit, ils auraient été obligés d'aller
chercher des gîtes dans les hameaux du voisinage.
Or, ces mêmes villages étaient et sont encore assez
distants de la Bourboule, sans tenir compte de leur
dénument absolu de toutes les choses nécessaires
à des étrangers.

Comment admettre que des gens qui seraient
venus faire un traitement sérieux, pussent ainsi
s'installer loin des thermes, avec la perspective de
braver chaque matin le mauvais état des chemins,
les variations et les rigueurs de la température?
Il est bien plus probable que la chronique verbale
s'est enflée en passant par la bouche des chroni-
queurs; et on doit être dans le vrai en disant que,
dès les temps anciens, la clientèle de la Bourboule
a été peu nombreuse.

En 1855, lorsque je débutais à la Bourboule,
je constatais que, l'année précédente, cent quatre-
vingt-dix malades avaient fréquenté la station. On
pouvait considérer cette année comme la plus prospère de la période moderne. J'arrivais, tout désireux
d'instituer une nouvelle ère, et de diriger les efforts
de tous de façon à améliorer, au moins sur quelques points, les *desiderata* qu'on rencontrait à
chaque pas.

Il y a de ce temps-là dix ans, et malgré tout ce
qui reste à faire, on est forcé de convenir que,
depuis cette époque, bien des améliorations ont
été créées, de nombreux progrès se sont accomplis.
Les ressources balnéaires ont été augmentées; les
locaux, les appareils ont reçu des dispositions plus
complètes, plus vastes et plus appropriées; en ce
moment une nouvelle ampleur est ajoutée à toutes
choses. L'ordre, la propreté, la règle ont été intro-
duits dans le service médical d'une façon bien plus
sûre et plus apparente. Des logements nouveaux, en
assez grand nombre, plus commodes que précédemment, bien pourvus comme table d'hôte, sont
venus suffisamment répondre aux besoins des malades. Le public n'a point été ingrat; il s'est montré
sensible à notre appel, et à partir de cette époque
la clientèle de notre station a toujours été prospère

et croissante. Du chiffre de cent quatre-vingt-dix
malades, elle est montée, par une progression an-
nuelle presque régulière, à celui de six cent trente
(année 1864), qu'elle soutiendra certainement et
qu'elle élèvera davantage. Pauvre autrefois, elle
représente de plus en plus, chaque année, les classes
riches de la société. Enfin, perdant complètement
son caractère de clientèle de voisinage, elle se re-
crute désormais dans trente au moins de nos départements français, en attendant que ce soit dans
toute la France.

XIV.

RÈGLEMENT.

Partout où le public est appelé à se rencontrer,
partout où l'on distribue une chose utile qui peut être
recherchée au même moment par un grand nombre,
il devient agréable à tous de connaître les règles qui
établissent les garanties générales indispensables, et
qui indiquent les obligations et les droits de chacun.

En matière d'établissements thermaux, le règlement est la loi des parties; personne des intéressés
ne doit arguer de son ignorance. Il est certainement
important de lui donner la plus grande publicité.

Tel est le motif qui m'a décidé à clore cet opuscule par le texte du règlement de la Bourboule.

RÈGLEMENT

Art. 1er. — La saison thermale de la Bourboule commencera le 1er juin, et finira le 30 septembre.

Art. 2. — Le médecin inspecteur exerce la surveillance sur toutes les parties de l'établissement affectées à l'administration des eaux minérales et au traitement des malades, ainsi que sur les dispositions qui s'y rapportent.

Art. 3. — Il surveille la distribution des eaux et des bains, sans néanmoins pouvoir mettre obstacle à la liberté qu'ont les malades de suivre les prescriptions de leur propre médecin, qu'ils ont le droit d'appeler dans l'intérieur de l'établissement pour leur donner des soins.

Art. 4. — Les malades qui fréquenteront l'établissement seront baignés et douchés selon l'ordre de leur arrivée, à l'exclusion de toute préférence. Il ne sera dérogé à cet ordre que sur la demande expresse des personnes qui désireront une heure reculée plus commode pour elles.

La nature des maladies, les soins particuliers qu'elles exigent, et la salubrité des bains, pourront d'ailleurs motiver des exceptions dont le médecin inspecteur seul sera juge.

Art. 5. — Le médecin inspecteur veille particulièrement à tout ce qui concerne le bon ordre, la décence et la propreté.

Art. 6. — Les employés et gens de service sont placés, sous le rapport du service médical, sous la surveillance immédiate du médecin inspecteur, qui aura le droit de les suspendre s'ils donnent lieu à des plaintes fondées, sans préjudice de l'action des propriétaires sur les mêmes employés et gens de service.

Art. 7. — Le commencement et la durée du service journalier seront réglés par le médecin inspecteur, suivant le nombre des baigneurs. Il n'est permis à aucun étranger ni à aucun malade déjà baigné d'entrer dans la salle des bains durant le service.

Art. 8. — Les personnes qui voudraient faire usage des eaux de la Bourboule, devront se faire inscrire au bureau de l'établissement, et se soumettre au tarif suivant, qui est et qui demeure approuvé.

ANCIEN ÉTABLISSEMENT.

1° Bain......................... 0ᶠ75ᶜ

2° Douche........................ 0 75

3° Frais de service pour tout traitement comportant plus de quatre bains ou de quatre douches.............................. 1 50

CABINETS.

1° Bain........................... 1 50

2° Douche......................... 1 50

3° Bain et douche ensemble........ 2 50

EAU EN BOISSON.

1° Prise à la source par verre.............:. 0f 05c

2° Prise à la source par abonnement pour toute une saison.................................. 1 »

3° Emportée à domicile par litre (verre et bouchon non compris)......................... 0 30

4° Emportée par litre (verre et bouchon compris).................................. 0 60

PORTEURS.

1° Une course de l'hôtel à l'établissement.... 0 25

2° Aller et retour....................... 0 50

ART. 9. — Il ne sera, sous aucun prétexte, exigé ni perçu des prix supérieurs à ceux portés dans le tarif qui précède.

ART. 10. — Les différents articles inscrits au tarif seront payés d'avance au bureau de l'établissement, où, en contre-échange du prix des bains et des douches, il sera délivré des cartes qui devront être transmises par les malades aux employés chargés de leur donner ces mêmes bains ou douches.

ART. 11. — Il pourra être délivré aux personnes qui le demanderont, des cartes de saison, sans augmentation de prix. Ces cartes, qui ne pourront dépasser le chiffre de 25 délivrées à la fois, seront nominales.

Dans le cas où la personne qui les aura reçues renoncerait à en faire usage, elle pourra les transmettre en faisant connaître par écrit, au préposé du propriétaire, la personne à laquelle elle les aura cédées.

Les malades ne seront admis, dans aucun cas, à demander le remboursement des cartes qu'ils auront prises et qu'ils n'emploieront pas.

Art. 12. — Le bureau sera ouvert pour la délivrance des cartes tous les jours, de sept heures à dix heures du matin pour les malades déjà admis au traitement, et de six à huit heures du soir pour les malades nouvellement arrivés.

Art. 13. — Le présent règlement sera et restera affiché dans les lieux les plus apparents de l'établissement pendant la durée de la saison.

Clermont-Ferrand, le 4 février 1865.

Le Préfet du Puy-de-Dôme,
Alph. PAILLARD.

La Bourboule (Puy-de-Dôme), avril 1865.

PEIRONNEL, médecin inspecteur.

TABLE

I. — Introduction............................. page   5

II. — Topographie..........   7

III. — Géologie..............................   9

IV. — Historique.............................   10

V. — Sources................................   12

VI. — Propriétés physiques et chimiques...............   26

VII. — Établissement..............................   35

VIII. — Caractères généraux des eaux. — Classe à laquelle
    elles appartiennent..............................   40

IX. — Effets physiologiques...........................   42

X. — Effets thérapeutiques.........................   47

  Scrofules...   50

    Scrofulide cutanée ulcéreuse......................   51

    Adénite..   51

    Ophthalmie scrofuleuse............................   52

    Otorrhée..   53

    Lupus..   53

    Tumeur blanche................................   54

    Carie..   56

    Mal vertébral..................................   57

  Dermatoses.......................................   58

    Érysipèle.......................................   59

    Érythème......................................   59

    Urticaire.......................................   59

    Prurigo...   59

    Lichen...   60

    Épinyctide.....................................   60

    Herpès..   60

    Eczéma..   60

Impétigo............................... pages   61
Acné...   61
Mentagre.....................................   62
Pityriasis   62
Psoriasis..........   63
Éléphantiasis   63
Furoncles....................................   64
Exostose. et Périostose...........................   64
Ankylose...   65
Syphilis........................:............   65
Rhumatisme....................................   66
Névralgie.   67
Myélite....   68
Paralysie...................................   68
Gangrène sénile.   69
Fièvres intermittentes............................   69
Diabète.......................................   70
XI. — Contre-Indications.   71
XII. — Traitement..............................   72
XIII. — Clientèle...............................   79
XIV. — Règlement.   82
Règlement....................................   83

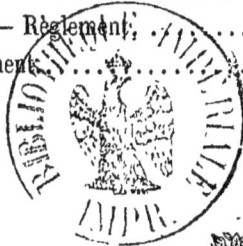

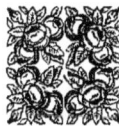

Clermont-Ferrand, imprimerie typographique de Mont-Louis.

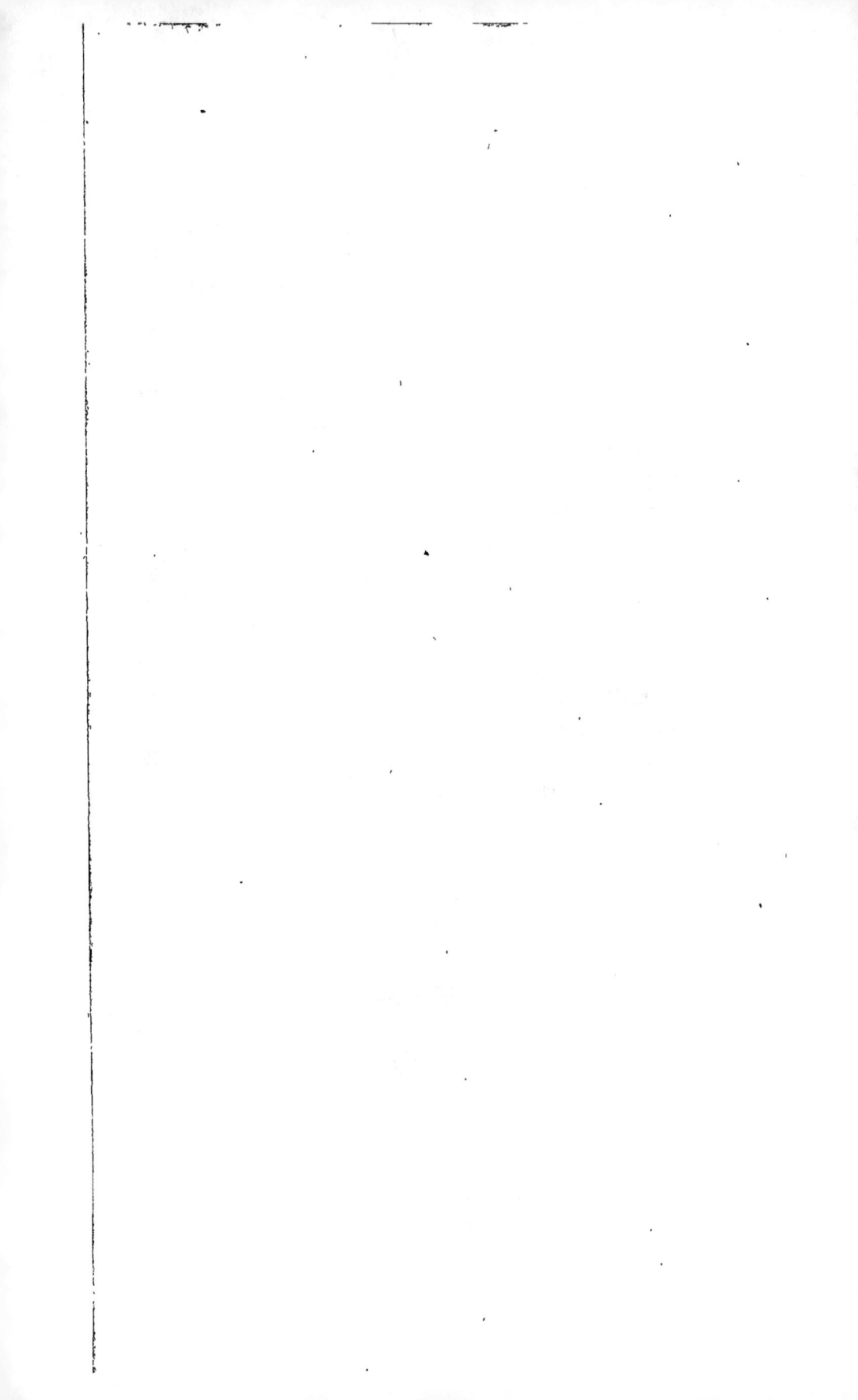

www.ingramcontent.com/pod-product-compliance
Lightning Source LLC
Chambersburg PA
CBHW050611210326
41521CB00008B/1205